精準對症腹診入門

經絡穴位・壓痛點・漢方藥
摸摸肚子查百病

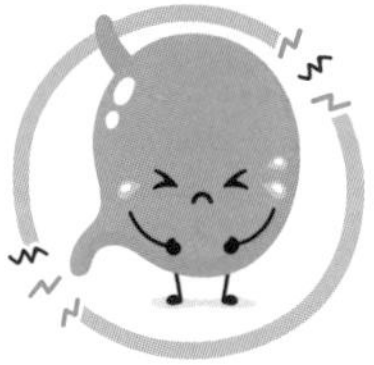

平地治美 著
簡毓棻 譯

前言　讓我告訴你腹診的絕妙之處！

各位好，我是平地治美，在日本千葉縣開設漢方藥局與針灸院，平日從事以針灸與漢方藥為患者診療的工作。

我曾在二〇一五年出版《簡單漢方書 舌診入門——只要看看舌頭、動動舌頭、靠飲食就能找回健康》（やさしい漢方の本・舌診入門　舌を、見る、動かす、食べるで健康になる！）一書，各位或許曾在書店看過，本書則是以腹診為主題的續集。

各位知道「腹診」是什麼嗎？

腹診是能讓你更瞭解身體狀況的重要方法。就跟我前本著作所談的「舌診」一樣，每個人都能藉由「腹診」來瞭解自己的身體狀況。

藉由觸摸患者腹部，能讓我更正確瞭解接下來所能採取的最佳治療方法。

更重要的是，只需要用到自己的雙手。

也因此，我從很久以前就立下心願，「一定要讓更多人知道腹診的絕妙之處。」

然而我想，確切知道「腹診」是什麼的人恐怕少之又少，對於自己摸摸肚子就能查百病，很多人應該覺得不可思議。

因此，在本書中，我要為各位介紹「任何人都學得會」、腹診的各種基礎知識與辯證方法。

第一章將介紹漢方醫學是什麼，以及漢方醫學如何從中醫學發展到日本的歷史；第二章則以圖說的方式，說明腹診的實際操作法；第三章將介紹以腹診可診療出的八種腹部症狀（腹證）；第四章則說明關於八種腹證各自應對的漢方藥；第五章將說明在日常生活中能自己進行的腹部照護方法。

如果各位讀者能因此書學習到與腹診相關的綜合性知識，並運用於日常的健康管理上，就是我莫大的榮幸。

contents

第3章 腹診可得知的腹部症狀（腹證）……55

附錄 以體質診斷來治療的漢方「一貫堂醫學」

第1章 什麼是腹診？

「腹診」是漢方醫學的診斷技術之一

首先，我想要跟各位介紹什麼是漢方醫學。

如同我在前一本著作《簡單漢方醫學書 舌診入門——只要看看舌頭、動動舌頭、靠飲食就能找回健康》（以下簡稱為《舌診入門》）裡所提到的，漢方醫學是中國自古流傳的醫術。

- 湯液……漢方藥
- 鍼灸……針灸與艾灸
- 按摩……揉捏身體，使身體放鬆，以調整狀況
- 導引……體操與呼吸法
- 養生……包含飲食養生等的生活指導

而漢方醫學就是組合以上所有項目所進行的治療。

其中，養生包含了飲食、睡眠、心理、性生活、洗澡入浴、穿衣與住居等所有與日常生活有關的項目，因此有「一是養生，二才是醫藥」的說法。這也意味著，日常生活中的休養生息才是人們應該要認真應對、最為重要的保養。

漢方醫學並不單只有服用漢方藥而已，倒不如說，開藥前的診斷，以及因應診斷所應採取的自我照護養生，才是至關重要的。

而漢方醫學診斷技術之一就是腹診。

有一次，一位來找我看診的患者感嘆地跟我說：

「明明我才是到醫院治病的病人，但主治醫生卻從頭到尾都緊盯著電腦螢幕，看都不看我一眼。」

確實，如果只看數據就能決定所有治療方針，醫生似乎沒必要非得接觸到病患本人，說不定連看一眼都不需要。聽他這麼說，我覺得這真是令人感到哀傷的情況。

然而，漢方醫學的診斷不一樣。

漢方醫學講究用視覺、嗅覺、聽覺、觸覺等感官來診斷，並且仔細聆聽患者說話。

此時的診斷方法有四種，稱為四診。

- 望診……藉由察看臉色與舌頭狀態來診斷
- 聞診……聆聽患者發聲與身體內所發出的聲音、嗅聞患者身體發出的味道來診斷
- 問診……詢問患者問題，傾聽患者回答來做為診斷依據
- 切診……觸摸患者的腹部與手腕的脈象來診斷

舌診是察看患者的舌頭來診斷，屬於「望診」，腹診則是觸摸患者腹部，屬於切診。

「漢方醫學的診斷，一定得仔細結合四診所得到的訊息。」這樣的提醒也在中醫古籍《黃帝內經》中一再被提出，可見診斷的時候，一定要綜合彙整四診各自所得到的資訊。

因此，只憑腹診無法判定病因。另外，即使不是專家，各位也能當自己的主治醫生，藉由四診來管理自己的健康。

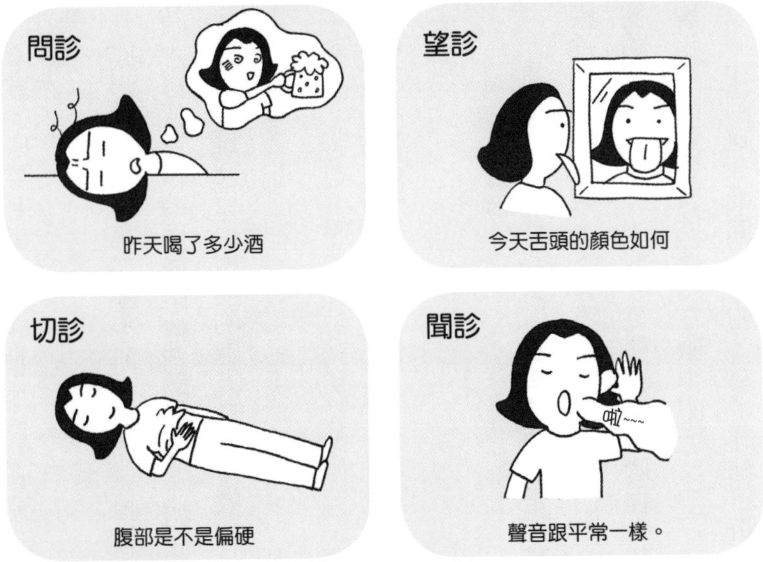
問診
昨天喝了多少酒
望診
今天舌頭的顏色如何
切診
腹部是不是偏硬
聞診
聲音跟平常一樣。

漢方醫學中的診療方法有「四診」，可以自我診斷。

比方說，站在鏡子前，看看自己的臉色與舌頭狀態進行「望診」、觀察聲音高低與二便（大便與小便）味道進行「聞診」、觸摸腹部與手腕脈象進行「切診」，藉由這些診斷，就足以精確掌握自己身體的狀態。

至於「問診」，是對自己的提問，比方說，每天的生活方式，或是回顧一段時間自己的生活狀態。如果有任何不舒服，就仔細想想看可能的原因何在。

腹診的優點是，不需要任

何道具，只要用雙手即可進行。每天特別幫自己的身體做檢查，就能感知每天的身體變化。

另外，運用第二章中所介紹的「腹診檢查表」，記錄下結果，自行買藥或看中醫時，可作為給藥局或中醫師的參考，如此將能找到更確切的處方。透過每天的腹診變化，也能確認自己所開的處方是否有效。

漢方醫學治療以「客製化」為基本

直至江戶時代為止，日本醫療都是以漢方醫學為主。然而，明治維新之後，在「富國強兵」的口號下，醫療方式也被迫西化。因此，現在的日本醫療根柢是當年所採用的德國醫學。雖然，形成這種結果的過程中頗有啟人疑竇的部分，但最大的理由之一，據說是德國醫學有助運用在戰爭中。

如同我在前面提及的，為了詳細診斷，漢方醫學需要仔細觀察患者、觸摸患者、與患者對話等等，因此診療病患相當耗費時間，而醫師開出的處方與治療法也因人而異。然而，對於會一次出現許多傷者的戰時來說，無法花時間好好診治每位傷者，所以要採取相同的檢查、同樣的藥方、一致的治療法才能有效給予治療。說到底，對於應對感染症的方式，如外科的治療手法、抗生素的使用等等，原本就是西洋醫學的強項，因此在戰爭中，西洋醫學成為日本醫療的底蘊或可稱為美事一樁。

西洋醫學帶來的改變，還包括了醫生的培育制度。江戶時代之前，成為醫師不需要經過考試，只要有志成為醫者，任何人都可以學醫。學徒拜師向師父學成後就會離開師父自行開業，當然，如果你醫術不精，久而久之自然不會再有人來找你看病。

到了明治時代起，政府導入了醫術開業試驗制度，從此轉變成只要沒有通過考試就不能當醫生。然而，這項考試制度的考試內容全部都是西洋醫學。人們再也不能像以往一樣，學習漢方醫學後就能成為一名醫師。其結果是，當人們努力通過醫術開業試驗這項困難的考試之後，幾乎再也沒有人願意去當一位受盡世人白眼與象徵落伍的漢方醫師。到第二次世界大戰後，這樣的狀況越發嚴重。

雖然有不少人認為，「漢方醫學之所以比西洋醫學退步，是因為前者既古老又無效」，但我認為原因不在於此，真正的原因在於當時的政策與時代背景。

而今漢方醫學又受到人們關注，理由也正是為了因應時代所需。

現代人非常忙碌，每個人的生活型態各有不同，造成疾病的原因也經常因人而異。人們發現，即使症狀相同、診斷出的病名相同、服用的藥物相同，卻不是人人都能恢復健康。

因此，人們開始思考，疾病獲得治癒的重點或許在於，醫師仔細診療患者全身、好好聽患者說話，綜合所有資訊找出患病原因，再從中找出正確診斷與治療法。

如此一來，治療疾病所使用的藥物將不會是事先做好、規格化的，而是花時間為每個患者客製。

以大量觸診與對話進行的豐富且溫暖的醫療方式，正是所謂的漢方醫學。

中醫學與日本漢方醫學的差異

日本國內現在所採用的漢方醫學，大致上能分成中醫學與日本漢方醫學兩個流派。我最早任職的藥局是以中醫學為主。中醫學與日本漢方醫學各有優缺點。若要認真探究，範圍太廣，所以我以診斷方式來為各位大致說明一下。

中醫學是以「八綱辯證」這個方法來進行診斷，所謂的八綱是將治療方法有邏輯地分類為陰陽、表裏、寒熱、虛實，再加上常用的舌診與脈診，但卻不太使用腹診。這樣的發展似乎也跟文化民情有關。中國人似乎很排斥袒胸露背這件事，因此難以接受腹診。

相對於此，日本漢方醫學不但非常擅長腹診，也擅長觀察人體全身。日本漢方醫學的基本「方證相對」這個思考法，經常以「鑰匙與鑰匙孔」做譬喻。

舉例來說，葛根湯這個「方」（處方等於鑰匙）相對的「證」（症狀等於鑰匙孔）就是指「從脖頸到背部僵硬、不出汗、有寒氣」。另外，「如果腹部的某個部分感覺僵硬，就是某某湯」這樣的說法就是以患者的個別症狀決定處方的診斷方法。

前面曾說過，中醫學不太採用腹診，而現在日本所採用的漢方醫學腹診，是鎖國的江戶時代獨特的發展，是日本獨家的診斷技術，而且可說是受到江戶時代的漢方醫學大家——吉益東洞極其深遠的影響。他提倡「萬病一毒說」，即人身體的疾病都是由毒所引起，而疾病根源的毒會出現在腹部，因此特別重視腹診。

那麼接下來，就跟各位介紹吉益東洞與日本漢方醫學的歷史。

日本漢方醫學的重要人物——吉益東洞

提到建構日本漢方醫學基礎的人物，絕對是江戶時代的大醫者吉益東洞。

吉益東洞生於元祿十五年（一七〇二年）安芸国山口町（現今的廣島市中區）。十九歲時立志學醫，跟著祖父的門人學習之後，只把張仲景（即張機，中國東漢的醫師，也是官僚，因其功績被後世稱為醫聖）所作的《**傷寒論**》（傳統醫學的古籍，是一本將急性熱性傳染病的醫療方法彙整而成的醫書）當作學習對象，以自學的方式學習。據說從此時起，東洞發展出了與眾不同的獨特思考方式。舉例來說，東洞捨去當時孕婦必用的腹帶，反而使孕婦生產更順利，因此頗受好評。

東洞三十七歲時，終於對自己的醫療觀念有信心，胸懷大志地來到京都。然而到京都後，一開始他無法僅憑醫術養活自己，必須兼職做人偶才得以度日。當時東洞親手製作的人偶，直到今日都還以「東洞人形」之名保留著。

即使東洞兼職做人偶，生活依舊貧困，甚至屋漏偏逢連夜雨，遭人盜竊財物。此時，東洞決定要斷食，把往後的命運都交給上天。不知是否因為懷抱著壯士斷腕的心情，此時，他的人生出現了一個轉機。

東洞四十四歲時，聽說人形屋的老闆娘罹患傷寒（急性熱性疾患），他因此向對方家人提出要求：「請務必讓我診察一次」，他看到老闆娘之前看診醫生開立的處方後，提出建議：「這個處方很好，但去掉石膏會更好」。

幫老闆娘看診的醫師正是當時京都極富盛名的名醫——山脇東洋。

隔天，當山脇東洋回到人形屋再次幫老闆娘看診，家人把吉益東洞昨天給的建議告訴他。

事實上，山脇東洋在開處方時，就曾經為是否要去除石膏這一味藥而傷透腦筋，而東洞一眼就能指出問題，令他感到驚豔。

因此當天看診結束，他立刻就去拜訪吉益東洞，一進東洞家就看到地板的木削堆中擺放著一本《傷寒論》。

因為這件事，讓東洞受到東洋的賞識，人生也有了大發展。精湛醫術受眾人認可的東洋，一把扶起了既無名也無地位的東洞。

就這樣，在東洋與人形屋老闆的協助下，東洞的人形屋轉型成為診療所，患者也逐漸增加。由於東洞的醫術精湛，想要入門拜師的人也增多，此後，吉益東洞也成為江戶時期漢方醫學代表名醫之一。

「萬病一毒論」與「排斥空論，唯求實見」

吉益東洞的獨特性在於，他將原本艱澀難讀、空有理論卻難以使用的既有醫學變為獨自的醫論。

該醫論的核心是下述兩項：

● **萬病一毒論**

● **排斥空論，唯求實見**

萬病一毒論是指，所有疾病皆是由毒所引起。意思是，疾病的原因在於某個原因促使體內的毒開始作用，以毒藥攻體內之毒來去除體內之毒，進而達到治療的效果。因此，去除體內的毒是根治萬病的必要條件。這樣的論述正是以毒攻毒的想法。

我想，一講到「毒」，大家難免會聯想到「喝下毒藥馬上會死亡」的那種毒，但吉益東洞所認為的毒，是指像梅毒等的細菌，或是錯誤生活習慣所產生的體內淤滯物等之類的東西。要使身體排出這些毒，主要是採用「汗吐下」（使人發汗、催吐、下痢）等方法。

當時吉益東洞所使用的去毒方法，在現今的眼光看來，多是使用極為激烈的藥物。舉例來說，吉益東洞的患者多是罹患梅毒的患者。現在若是好好治療，並不致死，但是梅毒在當時是容易致死的疾病。

江戶時代盛行金元醫學（中國的金、元兩朝代，一一一五～一三六七年成立的醫學），然而金元醫學的時代並沒有梅毒這種疾病，因此醫書上沒有記載，當然也就沒有具體的醫療方法。也因為這樣，大部分的醫者害怕治療失敗，用藥非常保守，結果變成雖然有人擅長理論，卻沒有醫生能醫治眼前的患者，當時的醫生只能眼睜睜看著病患死去。

面對這種狀況，吉益東洞感到相當憤慨，並斬釘截鐵地說，當時的醫學理論根本只是空有理論，無法運用。因此，吉益東洞開始用水銀來對治梅毒。

眾所周知，水銀是會引起中毒的劇毒物質。

使用水銀治療梅毒是採用以毒攻毒的概念，但會引起劇烈的副作用——瞑眩反應，

夢分流腹診圖

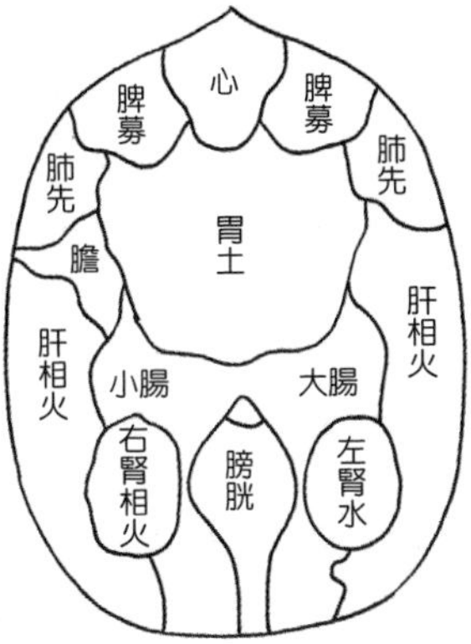

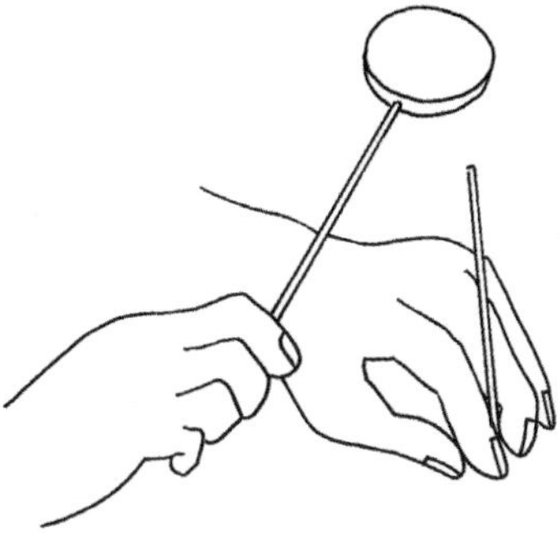

江戶時代醫者所使用的「打鍼」意象。
使用圓木垂敲打針以刺入人體中。

應，據說經常會讓症狀暫時變得惡化。然而，東洞認為，「出現瞑眩反應就代表藥物有效」，因而毫無遲疑地使用水銀治療。東洞懷抱著強烈信念治療患者，無論是對待家人或是患者都採取相同的治療方式。

可惜的是，即便用盡心力治療疾病，患者卻仍回天乏術，此時東洞就認為，「這一切都是天命」。因此，反對吉益東洞的人就反譏說：「他不肯承認自己治療失敗，卻以『天命』當作藉口來卸責」，並引起極大的論戰。

此外，東洞還有另一項主張，是前面也曾提過的「排斥空論，唯求實見」。也就是，「如果不是眼睛可見、雙手可觸摸的，一概不能相信」的實證主義。

也就是說，「萬病一毒論」的「毒」，也必須符合雙眼可見、雙手可觸摸的條件。如果是體內藏毒，證據就在於出現於體表的徵象，或是手可以觸摸到的徵象。因此，他提倡「要能以腹診加以確認」。這樣的想法，正是促使腹診在日本蓬勃發展的關鍵。

另外，由於幫患者把脈的脈診並不容易學習，因此與脈診相比，腹診是以「硬」「冷」等基準來判斷，相對來說要簡單多了，這一點也非常吻合日本人的習性。

吉益東洞對於藥物也是一貫採取實證主義，因此他總是親自一味一味地檢證所有藥材的藥效，再三確認。即使是書籍上記載的資料，據說他也是親身驗證。

吉益東洞的醫說以這兩個主張為主，簡單易懂，頗受眾人接納，希望進入門下學習的人大量湧現，他也因此以名醫的身分為日本漢方醫學打下基礎。

當然，腹診也與針灸有極密切的關聯。

本書中所介紹的腹診雖然屬於漢方醫學系統的腹診，但在那之前，日本的漢方醫學界也有另一個系統的腹診。即室町時代後半到江戶時代（約是一三三六年到吉益東洞的腹診流行），由禪宗一位名為御園夢分齋的僧侶思索得出的治療法。這種治療法並不使用原本針灸會併用的經絡理論，而是認為「任何疾病都能從治療腹部著手醫治」。

這種治療法是採用一種名為「打鍼」的日本獨創鍼術來進行，與中國針灸不同的是，它是將粗針以木槌槌打入腹部。只不過，這種名為「夢分流」流派的治療法在江戶中期以後，被使用管鍼（將針灸的針放入管子內，用手指敲管子前端，將針刺入人體）的杉山流所取代而逐漸式微。

腹診是日本漢方醫學的真髓

我開始學習腹診是在進入漢方醫學世界數年之後，也就是從我進入漢方醫師寺師睦宗醫師的門下才開始。然而，我在跟隨寺師醫師學習之前，關於腹診的認識僅止於「原來也有這種診斷方式啊」的程度。

我從藥科大學畢業後，先在以中醫學體系為主的藥局上班，並在那裡累積了數年的臨床經驗，期間深深感覺到，在選擇處方、建立治療方針時，光靠中醫學下診斷與選擇治療方針，仍有其侷限，因而萌生也想要學學日本漢方醫學的想法。

雖然中醫學在理論上感覺比較清楚又易懂，但實際臨床時，卻經常與理論不相符，難以含括所有診斷與治療，加上中醫學所使用的生藥量是日本漢方醫學的兩到三倍以上，也是缺點之一。

相反地，日本漢方醫學更著重於縱觀人體全體，具有比較容易掌握風邪或是流行性感冒等傳染性急性疾病的優點。但是醫者容易只相信自己的體驗、不相信眼睛看不見的事物，他們具有這種輕視理論的傾向，缺點就是視野比較侷限。由於不論是中醫學或是漢方醫學都有其優缺點，因此，我為了尋找融合兩者優點的理想性治療法，開始踏上自學日本漢方醫學的道路。

於是，我在飽覽群書後發現，每一本書都強調腹診的重要性與其不可或缺的地位。然而，在我任職的藥局中，不允許我們碰觸患者的身體，因此，當然也就不可能實行腹診。而且，實際碰觸腹部的感覺絕對不能靠任何一個閱讀經驗來獲得。

當我只運用中醫學來診斷與治療時，因為整個系統的邏輯非常清楚，我甚至曾懷疑是否不需要特地拜師學習中醫學，但是，當我學習需要大量憑感覺進行的腹診（日本漢方醫學）時，卻深深覺得這是門必須要有師父帶領入門的學問。

正當我想：「反正都要學了，希望能跟著一位好老師學習。如果有一位非常擅長日本漢方醫學的腹診醫師，那就太好了！」

此時，我突然有個機會可以去聽寺師醫師講課。

我一直以為，弟子與師父的關係跟找情人談戀愛一樣，需要緣分，因此當我見到寺師醫師，直覺感到「我的漢方醫學師父就是他了！」

於是，我立刻進入寺師醫師所主持的漢方塾，很快地就在他的不孕症專科醫院玄和堂跟著師父學習腹診，真是相當幸運。

學腹診的同時，也進入了漢方醫學的世界

寺師醫師是漢方醫學界的佼佼者，尤其在不孕症的領域中非常有名氣，他曾經協助六千名以上的孕婦。可惜的是，寺師醫師已於二〇一八年二月以高齡九十五歲去世，但他從診間退休後直到晚年，都不間斷地致力於寫作與教育活動。

現今這個時代，漢方醫學逐漸為人所看見與重視，但日本在第二次世界大戰後，民

眾很排斥日本漢方醫學，當時我的老師要以漢方醫身分開業時，老師的親戚朋友都因擔心而跑來制止他，那是個對漢方醫學抱持偏見的時代。據說，當時堅持要開業的老師相當辛苦。

原本寺師醫師的專業並不在不孕症，只是恰巧有對為不孕所苦的夫妻來看診並成功受孕，寺師醫師看見他們喜悅的表情，而決定要用漢方醫學幫助不孕症患者。那時，正逢不孕症患者增多的時期，寺師醫師在一次接受電視採訪後，患者的預約數爆增，在巔峰時期，患者須等待兩年才得以看診。

不孕症的治療中，最不可或缺的正是「腹診」。醫師會先用腹診確認患者腹部各個部位的狀況，察看有沒有特別硬的地方、硬的狀況、有沒有反彈的力道等等，然後再決定治療方針。

我跟著寺師醫師在玄和堂學習時期的經驗，常常打破我的認知，總是受到衝擊，但我卻非常享受。

寺師醫師總是只要花費數秒時間觸摸患者腹部，就能診斷出：「妳的肚子很硬喔。是個如石頭般的女子」「妳的腹部很冷喔。是個冰一般的女子」等，然後快速開出處方。醫師的手指尖宛若不輸給任何醫療儀器的感應器。

我曾經看到寺師醫師對於那些用脈診或是舌診所無法判斷的身體症狀，只要觸摸腹部就能一「觸」瞭然，並且快速決定處方。

我因為看到寺師醫師這些令人咋舌的看診經驗而開始學習腹診，但隨著我學習越多，我越是察覺到腹診的深奧之處。

就如同我在本書前面所說的，如果腹診只讓決定漢方處方的專家所使用，那就太可惜了，我希望能推廣給更多的一般人知道，讓每個人都能運用腹診來管理日常的自我健康。因此，本書將以堪稱為日本漢方醫學真髓的腹診為主題，接下來的兩個章節，將為各位讀者介紹腹診的操作方法。

第2章 試著幫自己腹診吧！

從腹診學到的事

腹診能藉由觸摸腹部來瞭解身體與心理狀態。而且透過腹診，我們能得知該人與生俱來的體質與個性，以及容易罹患的疾病等等各種訊息。舉例來說，腹診可以知道以下這些資訊：

- 腸胃的狀態
- 心理狀態
- 卵巢與子宮等生殖器官的狀態
- 與生俱來的體質與個性
- 容易罹患的疾病

藉由腹診來觸摸腹部是察看肋骨劍突以下（約是胃部的位置，漢方醫學稱此處為

「心下」）到下腹部鼠蹊部以上整個腹腔的狀態。腹診能判斷出該人身體何處有不適狀態，並以此作為設定治療方針的參考。

雖然說是觸摸腹部，但一開始一定會有搞不清楚自己在做什麼的感覺。不過只要逐漸習慣，就能判斷出自己的骨頭、皮膚或是肌肉狀態。舉例來說，

- 從肋骨的組成狀態就能瞭解，你是屬於易胖或是易瘦體質的人。
- 從皮膚（表皮以及以下的真皮部分）狀態就能瞭解，氣的循環或是腸胃功能如何。
- 從腹直肌（連接肋骨到鼠蹊部的長形肌肉）的緊繃程度就能瞭解，現在的身體狀態、個性等各種訊息。
- 更進一步，藉由輕按腹部，就能瞭解腸胃、肝臟等臟器的狀態。

經常有些人光只是觸碰腹部就感到搔癢難耐，此時可判斷是天生體質就虛弱，或是身體的狀況很虛弱。

另外，觸摸腹部時感受到皮膚是「冷或溫」，能讓我們瞭解身體的寒熱。有的人只有胃部皮膚是冷的，表示那個人有飲食方面的問題。

觸摸腹部時，若感覺到有結塊或是疼痛，多是表示有血瘀的狀態。此時，在某些情況下，會以結塊位在下腹部的何處來決定處方。

腹診時要注意的事

為自己做腹診，必須先知道幾個注意事項。

1 腹診是診斷方法之一

首先希望各位清楚一件事，那就是腹診屬於漢方醫學的「診斷方式」，不是治療或照護方式。

當你使用腹診瞭解了自己身體的狀態或是貧弱之處，就要盡早加以應對。至於與各種腹證（腹部的狀態）相對應的養生法，請參照第三章，第四章則是介紹各腹證適用的

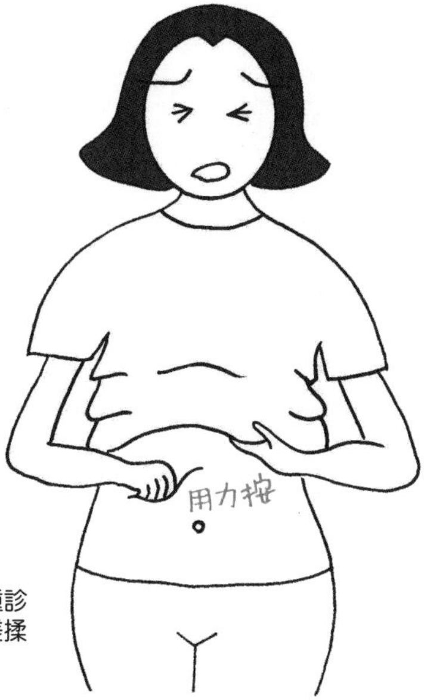

腹診充其量只是一種診斷方法。禁止用力搓揉與按壓。

漢方藥。

2 嚴格禁止「長時間」「用力」「按壓與揉」

雖然腹診是種藉由觸摸自己腹部所做的診斷方法，但請勿長時間用力按壓腹部。過猶不及，凡事做過頭都有害。

曾經流行過一種搓揉腹部的健康法，叫做「按摩腸道」。那時曾有過些案例：有些人因為過度用力造成腹痛；有些人因為揉按過度造成腸扭轉。

進行腹診時，究竟需要用怎麼樣強度的力道按壓，等一下會跟各位說明。

3 有些狀況下，要避免腹診

如果有以下狀況，請不要做腹診，趕緊直接至醫療院所就醫。

- **觸摸前就會疼痛**
- **光只是輕摸就痛得不得了**
- **腹部突然有疼痛或是出現腫塊**

當發生闌尾炎、腸閉鎖、子宮外孕、卵巢囊腫等狀況，可能需要緊急的醫療處置。

但是，如果平常就有為自己做腹診的習慣，就能清楚分辨目前的狀況究竟是突發性的，還是原本就有的。因此，平常就藉由觀察自己的身體，來清楚掌握身體狀況非常重要。

4 患者可能懷孕時的注意事項

女性懷孕時，特別是懷孕初期，腹部的狀態多會變得與平常全然不同。懷孕的女性雖然不可以用力按壓腹部，但只要活用腹診，就能預防孕期中的各種症狀。

女性一旦懷孕，肋骨劍突下方周圍（心下）就會有壓迫感，有時按壓會感到有壓痛感。另外，懷孕婦女因為孕吐而想要喝冰冷飲料，以讓咽喉處感到舒服，這也經常使上述位置有冰冷感。其實有孕吐時，只要做以下三件事就可以輕鬆緩解。

- **充分咀嚼食物**
- **盡量喝溫開水**
- **溫暖腹部到腳底的部位，善用肚圍、褲襪與腿部保暖用品等**

腹診的時候，請避免過度用力按壓下腹部，只需要確認肋骨劍突下方處的溫冷與壓痛感即可。

開始腹診吧

接下來要說明腹診的實際做法。

步驟1 準備

先確認雙手是否冰冷，如果是，請先暖和雙手。可以將手泡在溫熱的水中，或是手持溫熱的杯子，總之，雙手的溫度以接觸身體時不感到冰冷為準。

如果是自己幫自己腹診，請將上衣撩至露出腹部的高度，稍微斜躺，用這個姿勢進行腹診。特別要留意的是，如果腹肌用力，會難以分辨腹部原本的狀態，所以請注意以下兩個重點。

● **斜躺的姿勢是以腹部肌肉不會用力的高度為準**

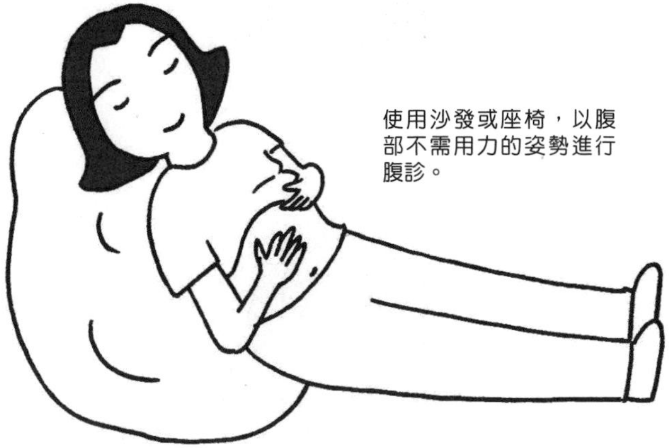

使用沙發或座椅，以腹部不需用力的姿勢進行腹診。

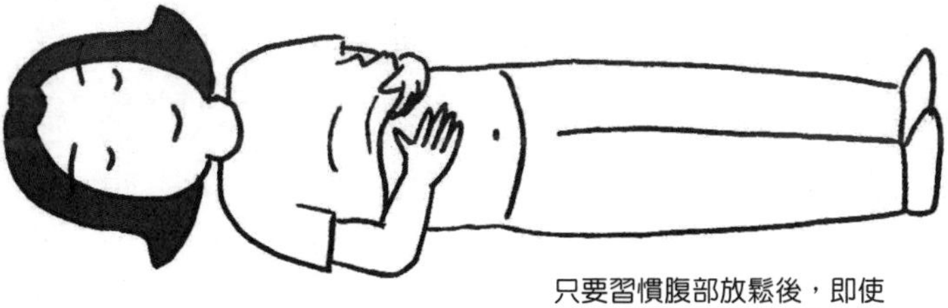

只要習慣腹部放鬆後，即使平躺也能做腹診，因此，建議早晨醒來就在棉被裡幫自己做腹診。

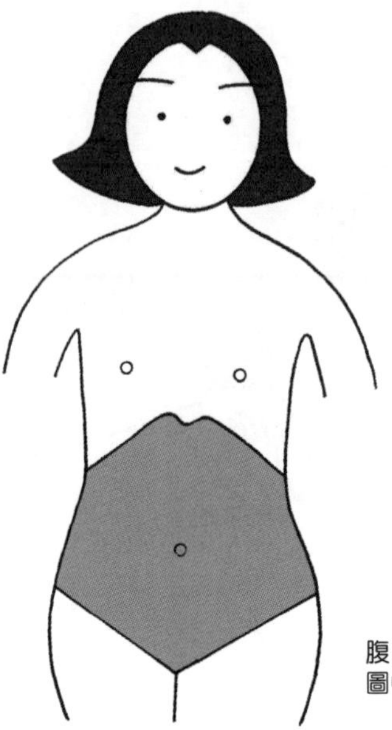

腹診時需觸摸的部位是
圖中的灰色部分。

●請坐在沙發或是座椅上，使用有靠背的椅子（將背部的重量交給椅子，放掉腹部肌肉的力量）

習慣了腹部放鬆的狀態後，即使平躺著看不到腹部，也能為自己腹診，藉由觸摸就能得知當天的腹部狀況。

步驟2 觀察整個腹部

請把上衣往上撩，雙手直接觸摸腹部。在腹診中要觀察的「腹部」區域，上從肋骨最下方，下至鼠蹊部至恥骨上方。請仔細觀察這塊區域的皮膚顏色、看看有沒有表面凸起處或是凹陷處。

理想的腹部狀態應具備幾個條件：

- **具有相當的柔軟度與彈性**
- **肌膚平整光滑**
- **溫暖**
- **不會黏黏的，也不會乾燥，具有適度的濕氣**

也就是說，理想的腹部應像是「剛槌搗完成的麻糬」一般。

然而，幾乎少有人的腹部狀態是那樣，因此大多數人應該都屬於以下的狀態：

- **腹部只有某個部位長毛……**表示較貧弱之處。呼吸系統較虛弱者，胸部或是肩膀會長毛；腸胃較疲弱者，則在肚臍周圍長毛。
- **凹陷處……**表示貧弱之處。由於氣並不運行於此處，因此守衛之力較虛弱導致。
- **與腹部其他部位的膚色不同……**膚色偏白、偏黃或是有瘀青也是較為貧弱之處。因身體狀況不同，膚色可能轉變得更深或是更淺。

另外，以下狀態雖然不屬於症狀，但表示容易有那樣的傾向。

- **肋骨的角度偏寬……**食慾旺盛，且一不小心就會過胖的人。這種人上半身特別容易長肉。
- **肋骨的角度偏窄……**瘦弱型且食慾不佳，或是吃很多也吃不胖的人。如果硬是要吃，反而會使身體狀態崩壞。

步驟3 由上而下地撫觸整個腹部

手指不施力，輕輕撫觸整個腹部。以像是要碰觸到皮膚的力道，整個手掌輕輕觸摸整個腹部，從上而下進行。請試著慢慢觸摸看看，如果有感覺阻礙的部位、不舒服的部位，多表示那個部位比較貧弱。請感覺看看，有沒有感覺黏黏的、粗粗的、乾乾的等肌膚觸感。

然後，將結果記錄在本書末的腹診檢查表上（可列印使用），並且每天記錄觀察腹

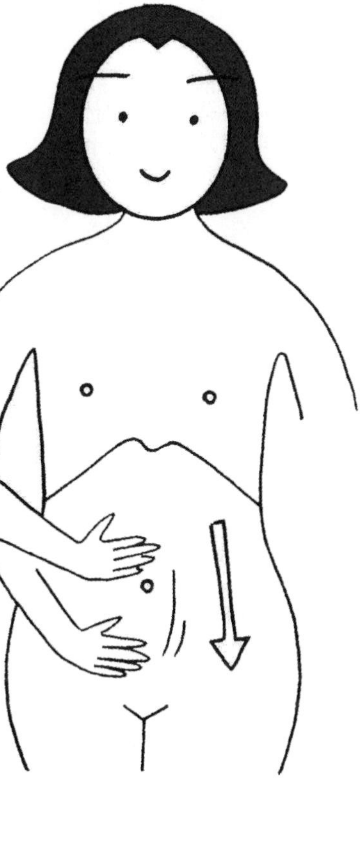

觸摸腹部時的要點！

❶手指不出力。
❷由上而下地觸摸整個腹部。
❸輕輕地以幾乎感覺不到被碰觸的方式最理想。

部的變化。

舉例來說，如果腹部出現以下狀況，請要多留意。

「黏黏的腹部」代表肌膚表面滲出汗水，一旦氣的循環不佳，毛孔的閉鎖狀態也會不良，如此一來，會出現以下狀況，並形成惡性循環。

從毛孔洩漏出汗水與氣

↓

汗水使身體變冷

↓

演變成氣虛

所謂的「氣虛」是漢方醫學所使用的專有名詞，人體生存所需的能量「氣」不足時，就會出現這種狀態。提不起勁、總是感到懶懶的、容易疲勞、怕冷、一感冒就很嚴重等，以上都是氣虛的症狀。漢方醫學認為，人體中製造氣的部位是胃，一旦胃部感到寒冷，就無法製作充足的氣循環全身，此時，人體就呈現氣虛狀態。

「乾燥的腹部」表示氣無法巡行至皮表，或是因為感到寒冷而使毛孔關閉。而「乾燥的肌膚」「皮膚乾燥脫皮」則多是因為血變得濃稠、淤塞而顯示的瘀血狀態。

從肋骨劍突下方到肚臍上方的腹部區域，如果顯得冰冷，則表示胃處於寒冷狀態。有時候，胃下垂的病患腹部冰冷處會延伸到更下方的腹部位置。

步驟4 進一步詳細觀察

觸摸整個腹部時，接著就要按壓對腹診來說重要的幾個點。此時，請伸直雙腳，以仰躺的姿勢進行腹診。

請併攏食指到小指的四隻手指，以指腹按壓整個腹部。進行時，手要如同畫圓般，慢慢按壓整個腹部。從左邊或是從右邊開始都可以。

❶從肋骨劍突下方開始，四根手指頭沿著最下面一根肋骨前進。

←

❷從一側的鼠蹊部往下腹部前進，再往另一側的鼠蹊部至肋骨前進，最後回到最一開始的位置。

←

❸接著，將手放在肚臍上，上下移動地觸摸以確認皮下是否有正中芯（一根芯條狀硬物，請參照89頁）的感覺。

←

❹最後確認看看，肚臍左右斜下方有沒有瘀血壓痛。

肋骨下方各處、肚臍與胸骨下方處、肚臍周圍上方（約大拇指粗的半徑）、肚臍斜下方（臍傍穴）、下腹（肚臍以下約四指處）鼠蹊部等，如果按壓這些部位會感到冰冷、痛、強烈搏動、不舒服，請牢記下來。

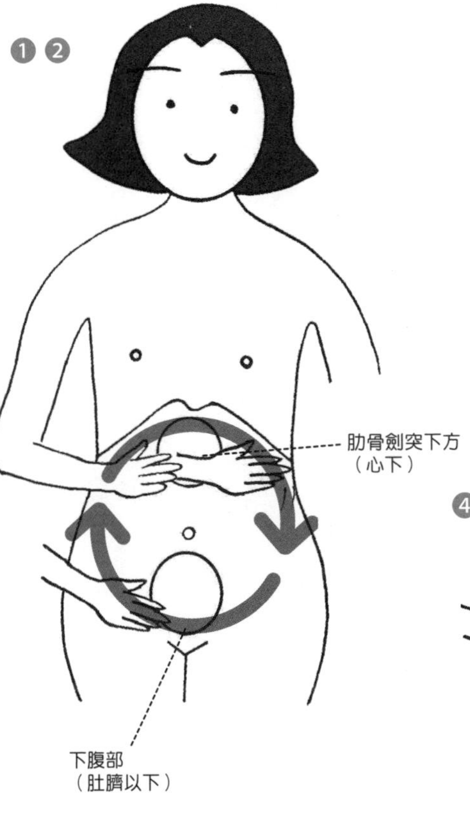

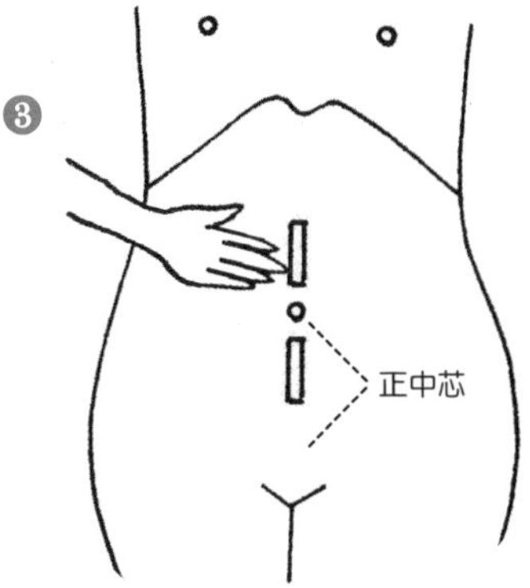

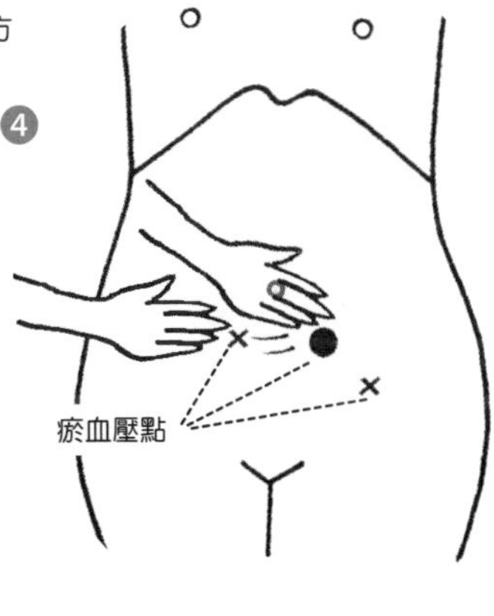

按壓腹部時的重點

- 使用指腹。
- 以畫圓的方式慢慢按壓整個腹部。
- 請記住感到不舒服的地方。
- 肋骨劍突下方（心下）請以手指輕敲，如果有砰砰聲，表示胃內停水（請參考84頁）。

觸摸腹部時的注意要點

將手指以斜45度的角度放在腹部位置，以下壓一到兩公分的力道按壓。手指頭下壓的力道千萬不能過重。

51頁的圖將清楚介紹腹診時按壓腹部的位置所相對的內臟與肌肉各是什麼。如果能清楚瞭解觸碰的腹部某處代表哪些器官，就能更容易感覺到身體的狀態。請務必要參考51頁的圖。

按壓時如果太用力往腹部內部探索是有危險的，所以腹診時，請慢慢垂直按壓每處三秒，如果感覺到疼痛，就不要再更用力下壓。

突然用力按壓也可能造成危險，因此，請慢慢施力往下按壓即可。另外，也請不要反覆按壓同一處。

如果有部位感覺疼痛，或是感覺怪怪的，一定要記下來。可以使用水性筆在皮膚上做記號，腹診結束後再到鏡子前好好確認位置。

○ 正確的腹診觸摸方式

手指伸直，以45度角碰觸腹部皮膚。
出力方式是使用指尖腹的部分，以垂直力道向腹部施壓。

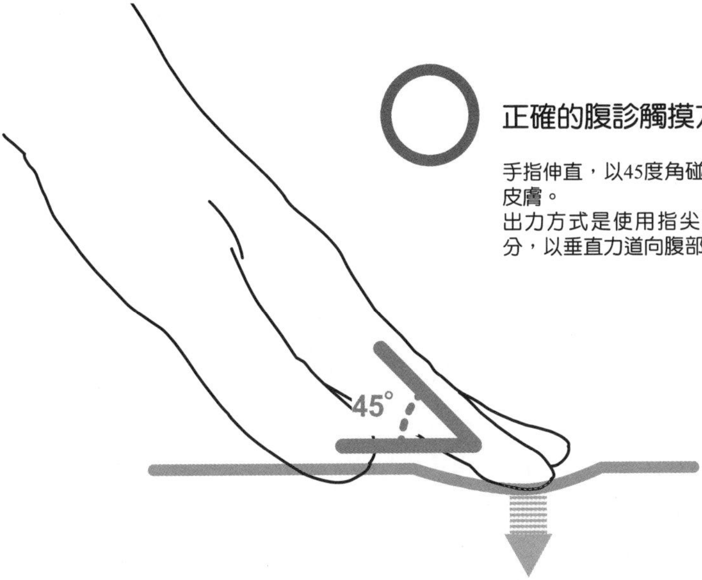

× 錯誤的腹診觸摸方式

彎曲手指，以指尖按壓腹部。

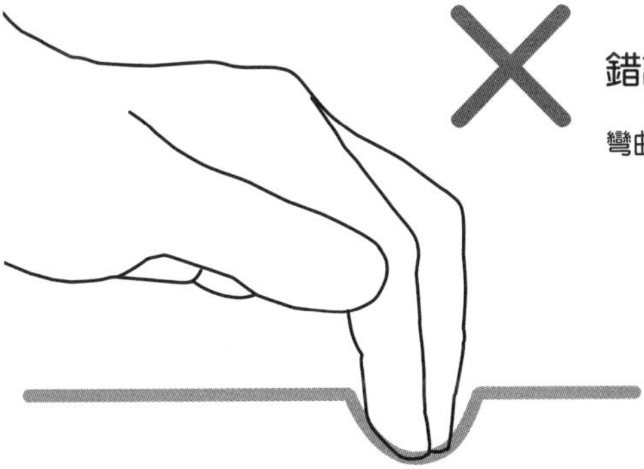

如果發現到硬塊或是瘀結處時，請不要推揉它。如同我前面所提醒的，腹診並不是按摩或是治療方法。

至此，我已經介紹許多關於腹診的檢查方式，各位只要記住「不要用力按壓或是推揉腹部」就夠了。

每日腹診，別忘了「腹診檢查表」

腹診的好處是，不需要任何工具，用自己的手就能做。

日常生活中，如果感到肚子脹脹的、疼痛或是不舒服，我們通常不會試著觸摸自己的肚子。

但在這本書中，我想要跟各位推薦書末所附的「腹診檢查表」。希望各位可以養成習慣，每天用這張表檢查自己腹部的狀態，如果有感到奇怪、疼痛或是不舒服的地方，請詳細記錄在這張表上。

本頁圖不需死記硬背，但如果能更瞭解器官與肌肉所在，幫自己腹診時，就會有不一樣的自覺。

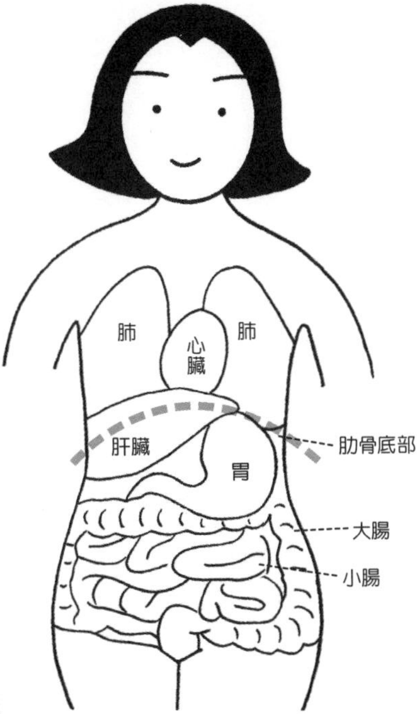

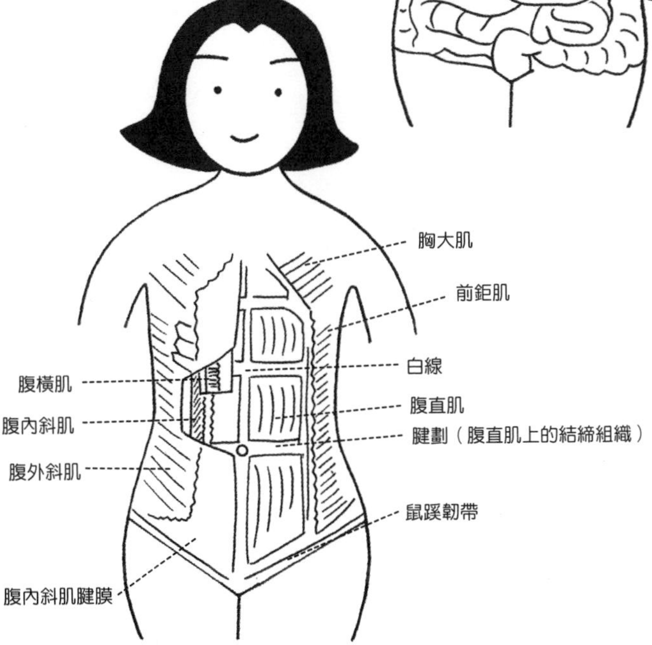

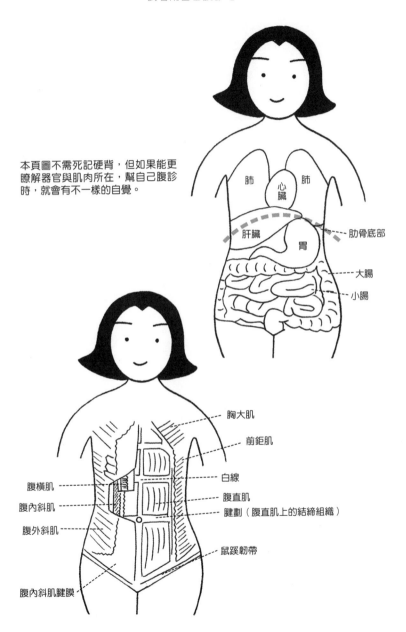

之後可以帶著這張表給中醫師看，讓醫師知道你的腹部狀態。這張表對於選擇處方的專業人士來說，是非常寶貴的資訊。當你服用中藥後，請確認腹部的狀態，如果原本的不舒服狀態有改善，就表示處方是正確的。

用自己的手指探索穴位！

通常表示穴位的位置是以「寸」為單位。穴位的位置並不是所有人都一樣，無法以「肚臍以下幾公分」來說明，而是以每個人各自的手指寬度來找穴位。這個方法稱為同身寸法。

如同下圖，一個大拇指的寬度稱為「一寸」，食指到無名指是「兩寸」，食指到小指是「三寸」。因此，如果說某個穴位是在肚臍以下三寸，那麼就是指肚臍以下約是食指到小指的位置，輕鬆就能知道。如果是四寸，那麼就可以使用三寸加一寸，或是兩寸加兩寸。

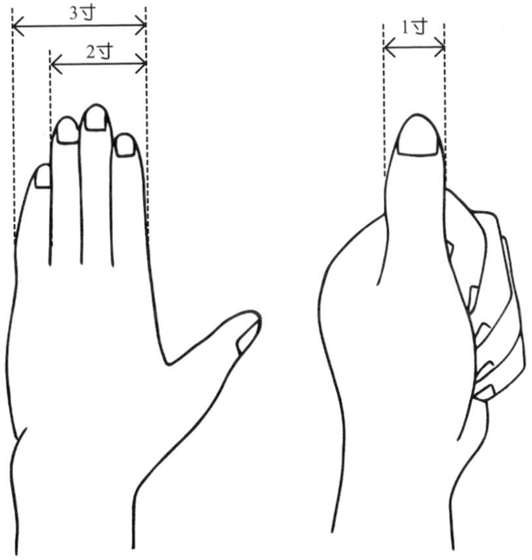

在此介紹的「寸」是以自己的手指頭尺寸來量測自己的身體，這種以每個人身體為準，找出適合那個人的治療方式就是中醫學的特徵。

找出穴位的方法

實際將自己的手指放在身體上就能找到穴位。這裡以三陰交這個穴位來舉例，三陰交位於腳踝內側最高的那個骨頭往上三寸（三指幅）的位置。

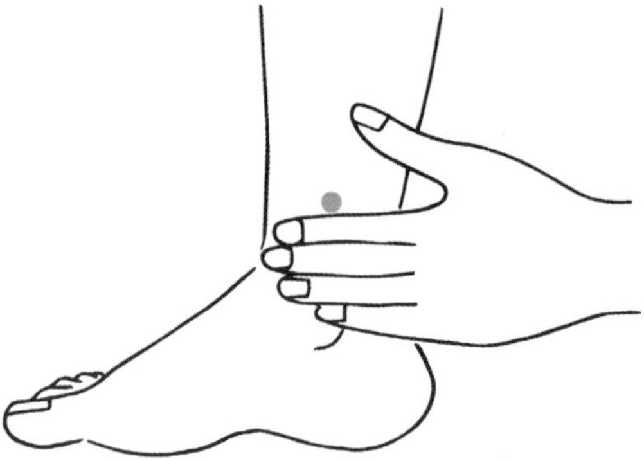

按壓穴位時的重點

基本上穴位在身體上是左右對稱的（通過身體中軸經絡上的只有一個穴位）。按壓時只要處理有感覺的那一側即可，如果分不清，就兩邊的穴位都按壓。

穴位的深度與大小據說像壺嘴一般，所以，找穴位時不需要鑽牛角尖，只要試著找出感覺痠痛的地方，以感覺解除痛感的程度按壓兩、三次，按壓時請採取垂直的角度。另外，也可以使用艾灸、暖暖包或是吹風機等工具。

第3章 腹診可得知的腹部症狀（腹證）

瞭解腹證的意義

第二章中，已經介紹過理想的腹部狀態，這一章將說明腹診的實際做法。

現實中，腹部幾乎不可能呈現出像是剛槌搗好的麻糬一般。我們的腹部不是軟綿綿就是膨脹狀態，要不然就是膚色暗沉，或是有像石頭般的硬塊等等。

剛剛說的這些症狀，正是所謂的「腹證」。

也有人將腹證以能顯示當下病態的漢方醫學用語或是處方名來表示，例如「某某的腹證」。舉例來說，肚臍斜下方有壓痛時，屬於血液凝滯狀態，稱為「瘀血的腹證」。再者，當下腹部疼痛的位置偏左，則稱之為「桂枝茯苓丸的腹證」等。

也就是，如實表達腹部所出現的各種症狀。因此，「以腹診來判定腹證」有助於維繫健康。

然而，現在的日本由於法律的規範，漢方藥局不能進行腹診與脈診（即第一章提到四診中的切診）。我自己在成為針灸師之前，是在藥局擔任藥劑師，當時是不能對患者進行腹診的。

因此，只能為患者做其他診斷：望診（看）、聞診（聽）與問診（問）。即使如此，在決定處方前，腹證經常是決定處方的指標。因此，在漢方藥局或中藥行問藥時，如果能把自己做腹診得到的腹證告訴藥局的人員，就能作為對方開設處方的參考。（因此，我為各位準備了一張腹診檢查表放在書末）。

在此，我將判斷腹證的基本指標「腹部的名稱」做了整理。

接下來要為各位介紹的各種腹證，就要依這些腹部部位的硬度、柔軟度來診斷。

前言大概就說到這兒，讓我們接著來看看，從腹診來分辨的八種主要腹證，以及消解症狀的改善方法。我將逐一解說下方所寫的各項目，並在第三章末，彙整各個症狀的穴位。

- 腹部的狀態
- 容易有這種腹證的人
- 容易出現的症狀

腹部名稱

為各位介紹腹診時所使用的腹部各處名稱。不清楚的人，請參考這張圖使用。

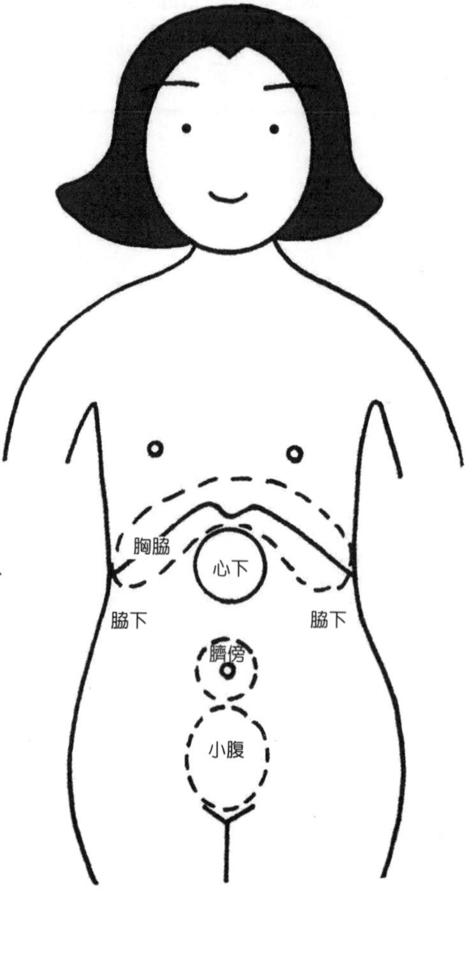

心下……肋骨劍突下方處
胸脇……肋骨下方腹脇的部分
臍傍……肚臍周圍
小腹……肚臍下方
脇下……腹脇

● 日常需要特別注意的事項（養生）

● 代表性的漢方處方

另外，我將在第四章中為各位說明本書裡所介紹的、能輕易在中藥行買到的漢方藥服用方法，請各位在選擇時做為參考之用。

腹證1 實滿（太鼓腹）、虛滿（青蛙腹）

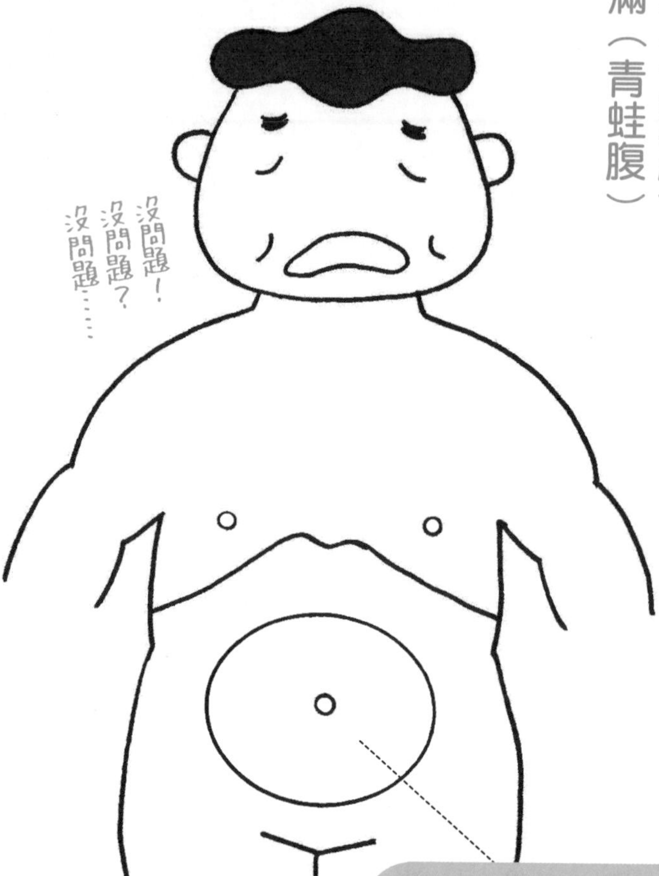

要點

以肚臍為中心，腹部膨脹有緊繃感是實滿。相反地，腹部柔軟時則是虛滿。

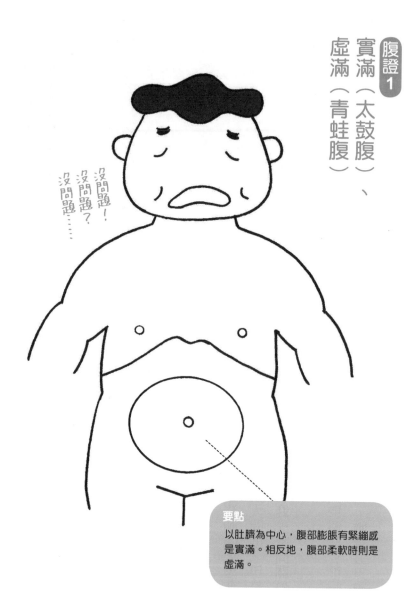

不論是實滿或是虛滿，都是腹部的肉比較厚，並呈現膨脹的狀態。但是，有以下兩種差異。

- **實滿是緊繃的「太鼓腹」**
- **虛滿是無力的「青蛙腹」**

「同樣是腹部膨脹，居然還分『實』與『虛』！」我第一次知道這個說法時，深深覺得漢方醫學真是門深奧的學問。

〈實滿的人〉

腹部的狀態

以肚臍為中心，腹部是硬鼓鼓的。漢方醫學認為，在又硬又大的腹部中，氣與血都處於淤滯狀態，有老廢物質堆積其中。

容易有這種腹證的人

正是所謂「總是在勉強自己的總裁類型」。這類型的人大多食慾旺盛，喜歡吃肉類或是油膩的美食，愛喝酒且經常熬夜。

雖然生活非常不養生，但平常不太會感冒，讓他們誤以為自己非常健康。但這樣的狀態在東洋醫學來看，是屬於「虛證」，也是最危險的類型。經常有一種新聞是：某個人還很年輕，卻突然去世，讓人們錯愕不已。我認為，那些人大抵是這類型人。

容易出現的症狀

代謝症候群、高血壓、高血脂症、痛風、便祕、痔瘡、皮膚病等。

日常需要特別注意的事項（養生）

實滿型的人比較靜不下來，總是勉強自己，凡事使命必達，對於自己身體異常或是過度疲累的敏感度較為遲鈍。因此，每每都是到病況非常嚴重時，才發現自己不舒服。

如果要類比，就好比駕駛一台煞車已經損壞的砂石車在高速公路上奔馳。踩滿油門只知道往前衝，非得發生事故，否則無法讓車子停下來。因此，這類型的人請務必特別留意自己的身體狀態，好好管理自己的身體健康。

為了不要在身體裡累積新的毒素，請務必特別留意日常飲食，也就是靠飲食養生。實滿體型的人，多半喜好美食，因此吃飯時，請留意只吃八分飽，肉類、乳製品、甜點、精緻食物、油炸物等則請節制。

如果前一餐吃得過多，隔餐請減少分量，或是下一餐不吃，讓腸胃休息。如果熬夜或是過度疲勞，請一定要找時間休息。

日本江戶時代的儒學家貝原益軒著有《養生訓》，他認為，養生最重要在於「要懂得敬畏」。

腹證實滿的人，特別應該把這句名言記在心上。請放下「自己最特別、最與眾不同」的想法。

代表性的漢方藥

代表性漢方藥是防風通聖散（漢方1，參考152頁）。對於這類型的人來說，最重要的是排出滯留體內的「毒」，且不要讓新的毒停留在體內。因此，所需的處方是要能讓體內的毒以汗、便、尿的型態排出。

建議搭配的穴位

- 豐隆……134頁
- 合谷……134頁
- 大巨……135頁

〈虛滿的人〉

腹部的狀態

腹部的肉整體感覺起來柔軟無力。仰躺時，很柔軟而且往腹部兩邊下垂。這是因為把腹部拉住的力不足，即所謂的氣不足，導致肉只是鬆鬆地垂掛在腹部兩側。

容易有這種腹證的人

容易有這種腹證的人多半喜歡吃甜食、水果以及冰冷食物。以女性來說，妊娠紋很明顯的人，以及產後體態變肥胖且無法回復身材的人，常有這樣的腹證。因為生產這一重大事件消耗了大量的氣，造成腹部拉力不足，因而使得腹部呈現鬆軟下垂的樣態。

容易出現的症狀

腹部的肌肉變少，感覺鬆軟、容易出汗、產後身材無法回復原樣，維持肥胖、既怕冷又怕熱、關節疼痛等等。

日常需要特別注意的事項（養生）

重點在於，不要讓身體受寒、也不要讓水分滯留體內。請節制攝取甜食以及冰冷食物（生食、水果、冰品、果汁等），同時多運動以增進肌肉量，也就是不要讓身體變寒。養生要點是，留意不要讓氣從身體流失，以及不要攝取過多的水分。

代表性的漢方藥

代表性的處方是防己黃耆湯（漢方2，參考155頁）。氣的不足或是凝滯可能會造成氣體與水分在體內淤滯。

建議搭配的穴位

- **陰陵泉**……135頁
- **水分**……136頁
- **湧泉、足心、失眠**……136頁

足底反射區的刺激部位

這裡所說的並不是穴位，而是藉由刺激腳底的腎臟與胃腸的反射區，讓身體裡多餘的水分便於排出。只要揉按位於足弓附近的胃腸與腎臟的反射區，感到有些痛感之處即可。

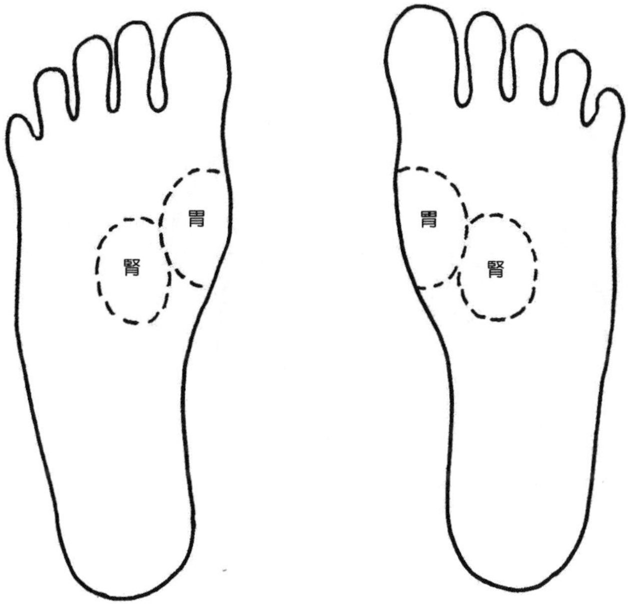

腹證2 小腹不仁（無力空虛感）、小腹拘急（緊縮僵硬）

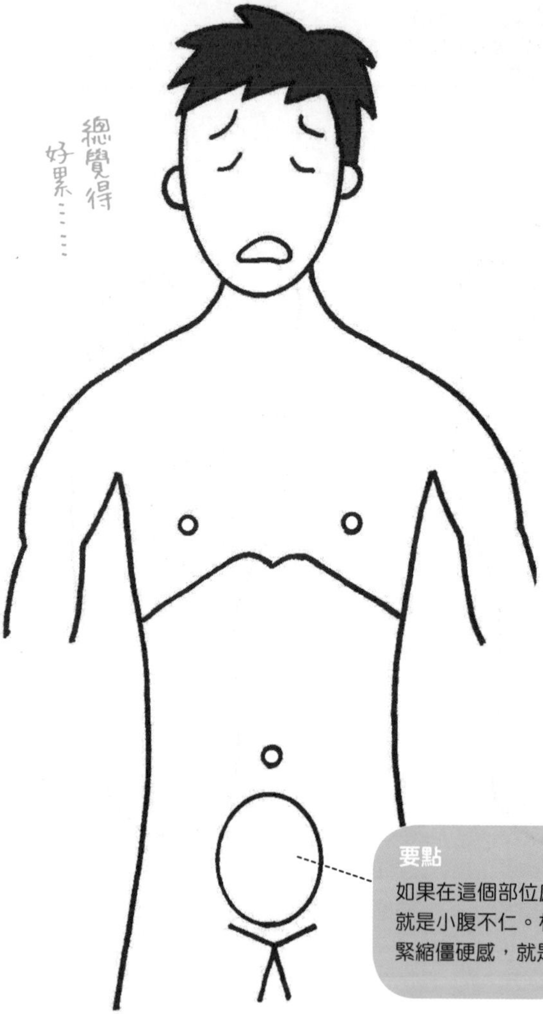

要點

如果在這個部位感到無力的空虛感，就是小腹不仁。相反地，如果是感到緊縮僵硬感，就是小腹拘急。

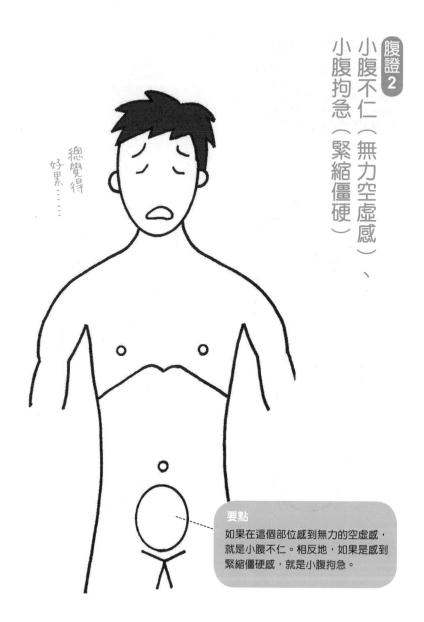

小腹不仁與小腹拘急，兩者都是漢方醫學所說的「腎氣」不足所導致。小腹是指肚臍以下，也就是丹田所在的位置。

所謂的腎氣，是指以下兩種氣的總合：

- **先天之氣**……出生時從母體帶來的。也就是在母體內就擁有的、用於成長與發育時所需的能量等。
- **後天之氣**……指飲食進入脾胃（消化系統）被消化吸收之後所得到的營養補充。

也就是說，與生俱來的先天之氣，再加上每天補充的後天之氣，加總得來的腎氣，就貯存於小腹這個部位。

如果以汽車來比喻，氣就相當於引擎，因此，所謂的「腎氣不足」也就等於是生命能量缺乏的狀態。如果人的整體能量不足，就會呈現老態。這樣比喻，各位應該比較容易理解。

〈小腹不仁、小腹拘急的人〉

腹部的狀態

小腹不仁是指，肚臍下的丹田周圍處鬆軟無力，用手指按壓時，會出現鬆軟下沉的狀態。小腹拘急則相反，是指同樣部位呈現僵硬的突起感。

理想的腹部狀態是宛如剛槌搗好的麻糬一般，柔軟又有彈性的狀態。因此，不論是鬆軟的「不仁」或是緊繃的「拘急」都不是適當的狀態。

小腹是能反映目前「腎」的狀態的指標，因此，不論是小腹不仁或是小腹拘急都代表了腎氣不足，即「腎虛」狀態的腹證。

除了鬆軟或是緊繃的觸感，也會感到小腹偏冷，或是皮膚顏色暗沉，且皮膚表面可能偏硬有皺紋。

容易有這種腹證的人

虛冷、睡眠不足、性行為過度、過勞、壓力過度、暴飲暴食等，造成這種腹證的原因非常多。但其中，虛寒尤其是腎最大的敵人。

容易出現的症狀

耳朵的症狀（聽不清楚、耳鳴等）、精力衰退、排尿困難、尿失禁、便祕、頭髮（稀疏、容易落髮、髮質細、白髮增多）、更年期障礙、不孕症、骨質脆弱、骨質疏鬆、腰痛、膝蓋疼痛、牙齒狀況不佳、容易怕冷等等。

日常需要特別注意的事項（養生）

與其補腎氣，最重要的是設法不損耗腎氣。腎氣猶如銀行的存款，如果不珍惜，就會在短期內消耗殆盡；如果好好保存，不論年歲如何增長，都能保持青春。

也就是說，不好好養生就是損耗腎氣，是加速老化、造成腎虛的原因。

尤其，性行為過度、身體虛寒，是自古以來的大忌。另外，過度攝取鹽分以及食品添加物也會造成腎的負擔。睡眠不足、過勞也是造成腎虛的一大因素。因此，為了防止身體虛寒，請好好保暖腰部（這裡有許多與腎相關的穴位）到足部這一段，才是健康保健的好方法。

代表性的漢方藥

代表性的漢方藥是八味地黃丸（漢方3，參考158頁）等補腎藥方。

建議搭配的穴位

● 關元……137頁
● 腎俞……137頁
● 太谿……138頁
● 薦骨的「八髎穴」……138頁

腹證3 腹皮拘急（腹直肌的緊繃）

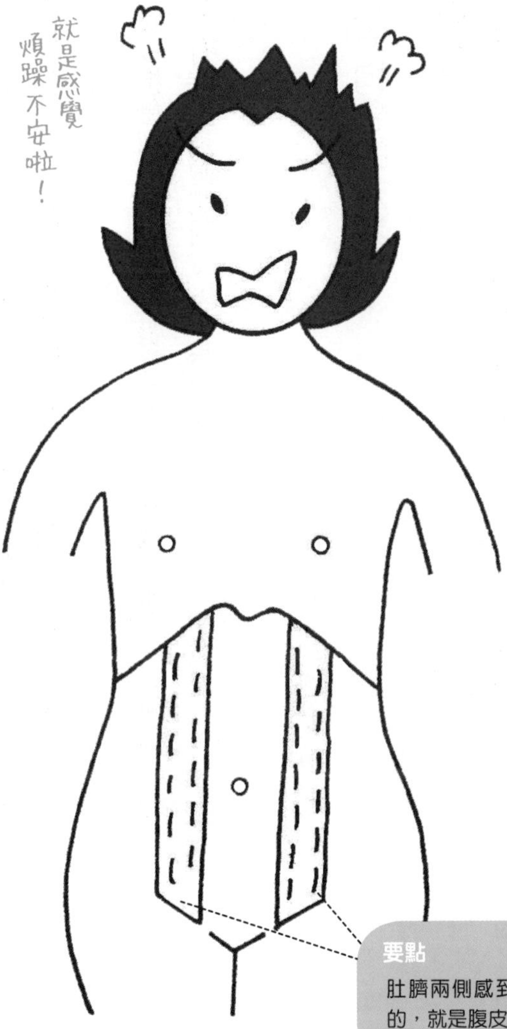

要點

肚臍兩側感到兩條硬硬的，就是腹皮拘急。

所謂的腹皮，主要是指腹直肌。事實上，腹部的肌肉有好幾層，而最上面一層用手能觸摸到的就是腹直肌。腹直肌就在腹部兩側，左右各一條，垂直地從肋骨到恥骨，宛如一座長橋。

腹皮拘急則是指，腹直肌有強烈的緊繃感，即肌肉呈現過度緊張的狀態。肌肉的緊繃狀態有時候是兩側同時，有時則僅有一側。

〈腹皮拘急的人〉

腹部的狀態

當身體某處突然出現緊繃的僵硬感，其實正代表著是身體為了保護柔弱之處所產生的反應。然而，緊繃的狀態若長久持續，身體就會疲乏。

因此，當腹直肌緊繃，多半時候，腹直肌內側的內臟器官，如胃腸或是肝臟都正處於貧弱狀態。

漢方醫學認為，以下兩個臟器與肌肉有密切關係：

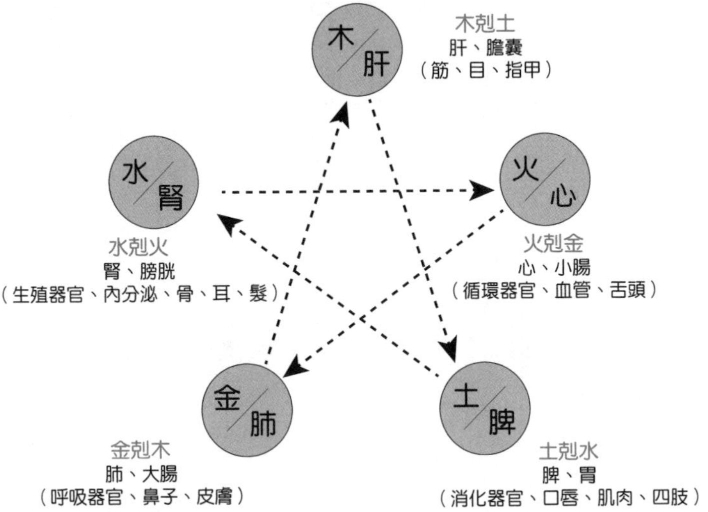

這是漢方醫學中常見的五行圖。箭頭表示各自的關係。比方說，肝（肝臟、膽囊）旺則脾（脾臟、胃）的功能衰弱。

- **肝……與肌肉的「腱」有關**
- **脾……與肌肉的「肉」有關**

腹直肌是一種越長越大，越容易觸摸得到的肌肉，因此，我們能藉由確認腹直肌的狀態，掌握與其相關的肝、脾狀態。

容易有這種腹證的人

肝與脾關係非常密切，肝氣過旺脾就無法正常運作。舉例來說，如果某人總是緊張兮兮，又經常胃痛，那肯定是因為緊張與怒氣，使肝的運作過旺，才導致胃痛發生（也就是上圖「木剋土」的狀態）。

容易出現的症狀

容易感受到壓力、煩躁不安、引起失眠。

另外也會出現肌肉痙攣或抽筋的狀況。相反地，如果肝的運作變得衰弱，將無法與脾相平衡，肌肉就會呈現鬆軟狀態。

日常需要特別注意的事項（養生）

肝最怕壓力與憤怒。如果壓力與憤怒超過人的容忍量，肝就會出現不適，而緊繃的肝接著就會開始攻擊脾。因此，如果要養生，就要學習善於迴避壓力或是控制情緒，設法讓自己放鬆。另外，肝之大敵，也就是酒精類，飲用時請務必要有所節制。

這類型的人，一旦遭遇壓力，容易傾向暴飲暴食，也常不知節制，因此，養成規律的飲食非常重要。而且，這類型的人原本就脾胃弱，因此，炸物與肉類、乳製品都請有所節制。許多人還喜好甜點，對於糖的攝取也請務必留意。

代表性的漢方藥

如果只有上腹部緊繃，表示肝正處於亢奮狀態。請適量服用抑肝散（漢方4，161頁）與四逆散。（另外，108頁所介紹的腹證「胸脇苦滿」也會用到四逆散）。

如果你原本脾胃就疲弱，從上腹部到下腹部整個腹部都感到緊繃，請適量服用小建中湯（漢方5，164頁）、黃耆建中湯等所謂的「建中湯類」藥方或是芍藥甘草湯、桂枝加芍藥湯等。

針對脾胃弱的人所開的「建中湯類」藥方是取「建中」的「重建中正」之意。而且，「中」也有以腸胃為主的「中焦」之意。

建議搭配的穴位

- 身柱……139頁
- 承山……139頁
- 氣海……140頁

※如果是上腹部緊繃的狀態，則請參考108頁所介紹的腹證「胸脇苦滿」的穴位。

腹證4 心下痞、心下痞硬

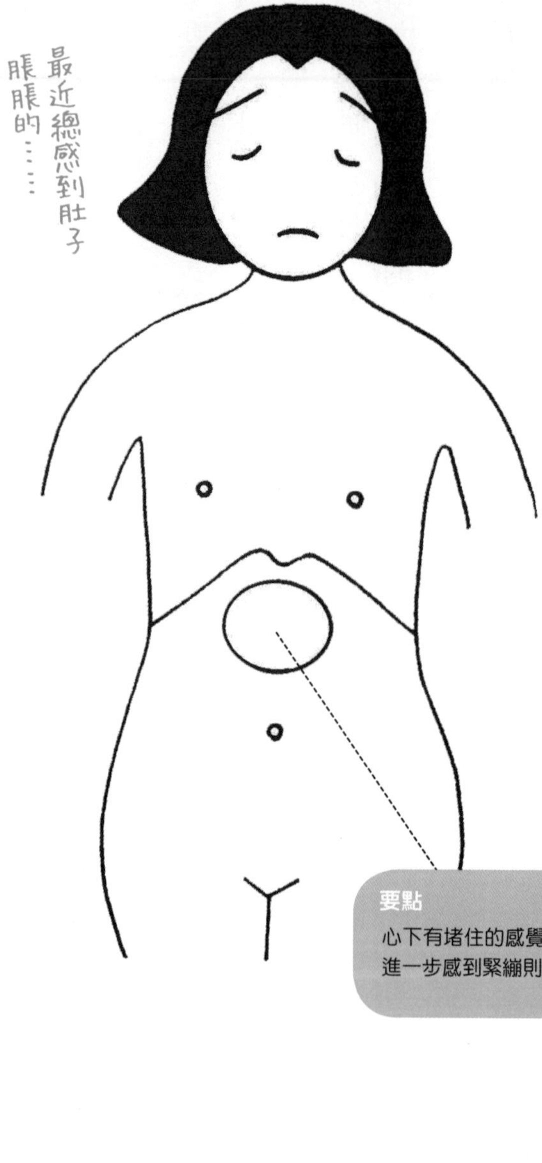

要點

心下有堵住的感覺是心下痞，若更進一步感到緊繃則是心下痞硬。

接著來說明以下兩個症狀。

- **心下痞……**心下有堵住的自覺症狀
- **心下痞硬……**不單是心下有堵住的自覺症狀，還有按下後有緊繃感的他覺症狀

心下痞與心下痞硬，雖然不能說哪個更為嚴重，但是當肚臍周圍的緊繃堅硬感消失後，原本的心下痞硬有時會轉為心下痞。此外，如果心下痞硬變得更嚴重，會變成「心下堅」或是「心下痞堅」，每一種都有對應的漢方藥。然而，一般來說，只要能消去心下痞或心下痞硬就沒問題了。

〈心下痞、心下痞硬的人〉

腹部的狀態

一旦體內的消化器官發生異常狀況，大腦就會發出危險信號，引起身體的防衛反應。所謂的心下痞，可以說是感受到「大腦發出危險信號」的狀態；而心下痞硬則是腹

直肌變硬，試圖保護腹部內臟器官的狀態。

如果這兩種腹證仍處於初期症狀的階段，只要改善造成症狀的生活習慣，腹證自然會消失，但是，如果忽略腹證不管，身體的防衛反應就會加劇，反而使腹證更加惡化。有時候，心下痞或是心下痞硬變得嚴重，會影響食慾，導致不想進食。

容易有這種腹證的人

以下症狀都算是不善待胃部的狀況：吃得過多、常吃太多肉、油脂過多的食物、甜食、冰冷食物、不太咀嚼地囫圇吞棗、吃飽馬上躺下睡覺等等，都會造成肚臍周遭的緊繃感。另外，精神上的壓力也是造成心下痞或心下痞硬的極大因素。

容易出現的症狀

這種腹證的人常會出現的症狀有食慾不振、噁心想吐、胃部脹滿感、肚臍周圍有緊繃感等等。有時也會出現腹中雷鳴（肚子咕嚕咕嚕作響、腸胃不運作的狀態），並伴隨著內心不安感、煩躁憂鬱、自律神經失調症、焦慮、壓力障礙、更年期障礙等症狀。

日常需要特別注意的事項（養生）

由於導致心下痞或是心下痞硬的最大原因在於「飲酒過度」「飲食過度」「壓力」，因此，停止「飲食不節」（飲食沒有節制、飲食不規律以及不適當的飲食量等等），盡量不要累積壓力等，從各個面向調整極為重要。首先，讓我們從正視飲食生活，調整胃等消化器官做起。

代表性的漢方藥

心下痞的代表性漢方藥是半夏瀉心湯（漢方6、166頁）。肚子咕嚕咕嚕作響並伴隨著拉肚子時，或是口內炎發生時，一般都會開立此方。我自己則是在吃太飽時，會吃半夏瀉心湯。這帖藥方非常符合所謂的「良藥苦口」，是屬於苦味重的藥方。一旦與身體症狀相合，半夏瀉心湯吃起來居然會感覺那個苦味很美味。

建議搭配的穴位

- 中脘……140頁
- 天樞……141頁
- 梁丘……141頁

胃的六灸

當心下有異常發生，有不少患者會感到背後有緊繃感。此時，多會以「胃的六灸」的方式，針對背後的六個穴位（膈俞、肝俞、脾俞）做艾灸來治療背部的不適。我也曾體驗過，民間療法是透過治療背部來治療胃部不適，效果顯著。但是究竟原因何在？是何機轉？我一直摸不著頭緒。

直到我認識一位漢方醫師——寺澤捷年醫師，他同時也是神經內科專科醫師，我才總算明瞭。寺澤捷年醫師所提倡的是，將傳統漢方醫學與西洋醫學相結合的「和漢診療學」。

曾有一位重症患者，由於心下痞而導致無法正常飲食，他的醫師以針灸的方式一針刺進背部某穴位就迅速治癒，而且該患者居然在看完診的回家路上，吃完一整個漢堡。寺澤醫師就是因為聽聞了此事，深受觸動，才開啟了研究之路。

寺澤醫師更進一步將研究成果著作成書《漢方腹診考——症候發現的構造》（漢方腹診考~症候発現のメカニズム）。此書雖然是寫給專業人士閱讀的，但如果各位對腹診的詳細構造有興趣，也推薦各位閱讀。

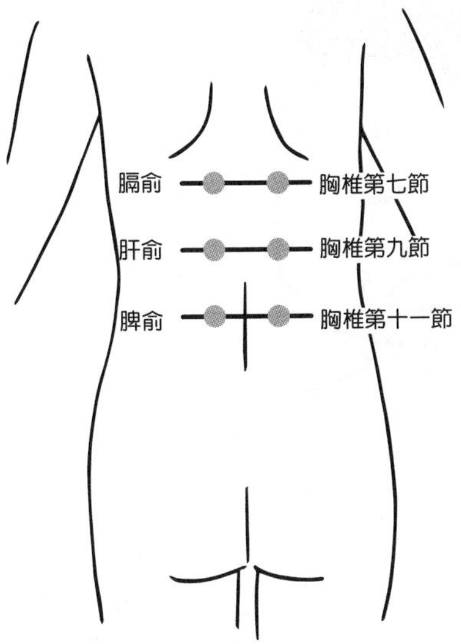

以上穴位皆位於胸椎外兩側「兩指幅」處。
膈俞：胸椎第七節外側
肝俞：胸椎第九節外側
脾俞：胸椎第十一節外側

腹證5 胃內停水

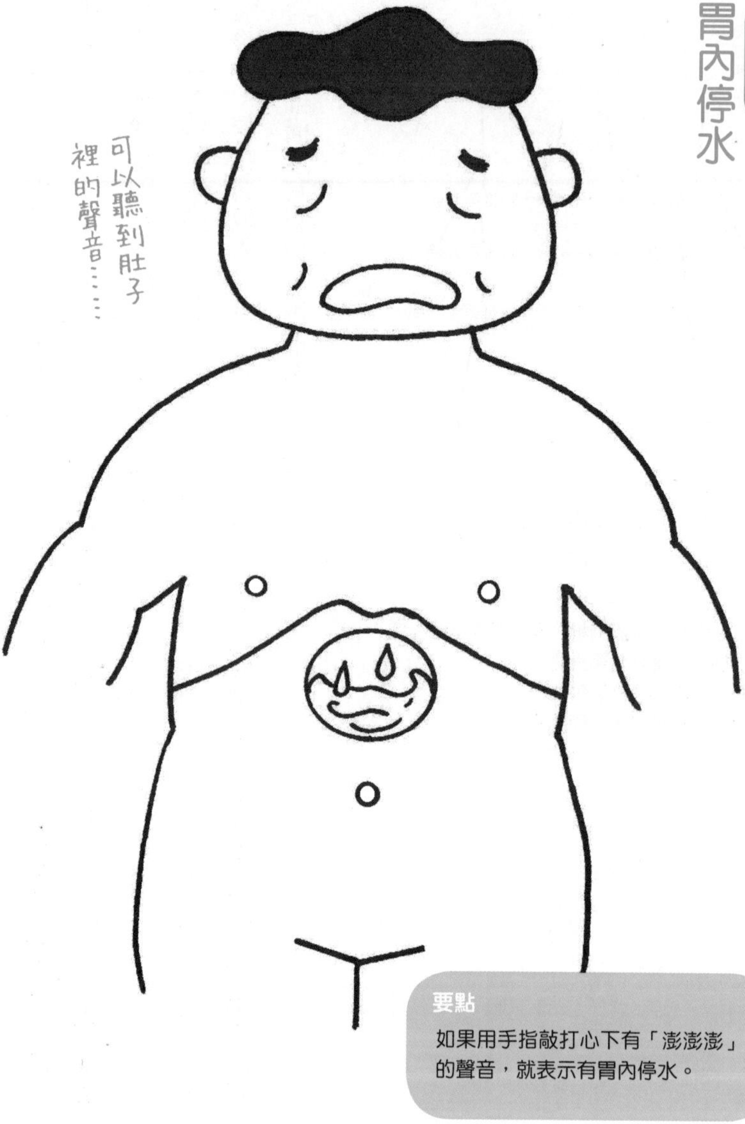

要點

如果用手指敲打心下有「澎澎澎」的聲音，就表示有胃內停水。

這類型腹證的人原本就經常出現所謂的水毒症狀，諸如：胃的功能不佳、容易暈船暈機暈車、低氣壓時身體就覺得不舒服、頭暈、噁心、流鼻水、身體有水腫等症狀。多數的人舌頭兩側有牙齒的形狀，也就是「齒痕舌」。

〈胃內停水的人〉

腹部的狀態

用手指頭輕敲肚臍，會有「澎澎澎」的聲音。這就表示，腸胃因為某種原因而運作不佳，導致胃內有多餘的水分滯留。胃腸功能正常運作時，水分不會停留在胃部，會順利地流過胃部。然而，若是身體無法順利處理水分，水就會一直停留在胃部，因而造成胃部不適或是噁心想吐。這就稱為「胃內停水」。

容易有這種腹證的人

這是胃下垂的人容易出現的腹證。由於身體將胃中的水與食物「送到腸道」的功能低落，胃的內部有淤滯的水、某種程度的空氣，於是產生了咕嚕咕嚕的聲音。辨別時，以吃飽後，胃部有食物的狀態更容易判別。

容易出現的症狀

漢方醫學是這樣想的：腸胃最怕濕氣，因此一旦有水分滯留胃部，會使胃部功能變差，造成惡性循環，容易導致消化不良或是下痢等腸胃障礙症狀。如果更進一步惡化，就可能出現頭暈、噁心想吐、精神不安寧的狀況。

日常需要特別注意的事項（養生）

原本就容易有水分淤滯體內的人，多數又因為過度攝取水分而導致這個腹證發生。有不少人為了預防腦中風，睡前喝過多的冷水；也有不少人因為擔心夏天中暑而攝取過多水分。明明不想喝卻喝下了茶飲、其他飲料等，這些都是造成胃內停水的原因。

尤其是，冰冷食物容易停滯於胃部，成為胃部功能低落的極大因素，因此，請留意盡量不要吃入低於體溫的食物。

代表性的漢方藥

胃內停水的代表漢方藥是五苓散（漢方7、169頁）與小青龍湯（漢方8、171頁）。

水分排出功能不佳的人，胃內有水分滯留，另一方面，其他身體需要水分的部位反而變成水分不足，因此這類腹證的人會感到口渴咽乾而想要喝水。有些人還會在喝了水後，再吐出來。這個狀態稱為「水逆」，正適合服用五苓散。一旦服用五苓散，喝水即吐的症狀就會消失，一般也用在嘔吐或下痢、諾羅病毒所造成的症狀上。

另外，一般醫院對於花粉症等過敏症狀會開立的漢方藥，通常是小青龍湯。但是，小青龍湯並不是對所有花粉症等過敏症狀都有效，它只針對不斷大量流鼻水，幾乎要用掉一整包面紙的那種花粉症有效。

在小青龍湯的原出處《傷寒雜病論》中，針對小青龍湯有這樣的描述——「心下有水氣」，這就是指胃內停水。至於服用藥物後，心下的水氣基本上會透過水狀的鼻水或是清痰排出體外。使用小青龍湯來暖和已經處於虛寒的胃部，並使水分排出，結果就是鼻水也停止了。

建議搭配的穴位

● 水分……136頁
● 陰陵泉……135頁
● 內關……142頁

腹證6 正中芯

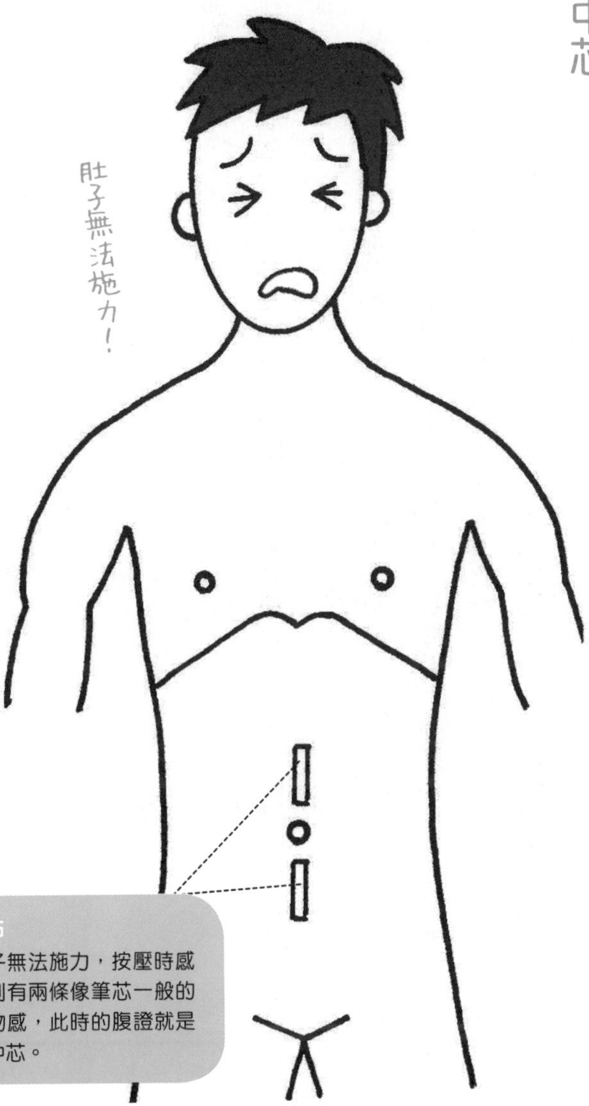

要點

肚子無法施力，按壓時感覺到有兩條像筆芯一般的硬物感，此時的腹證就是正中芯。

從解剖學來看，所謂的正中芯是指「白線」，就是平行於腹肌左右兩側肌腱的一部分（參考51頁）。而白線則是位於從劍突起至肚臍下方到恥骨附近的肌纖維，通常是觸摸不到的。

〈正中芯的人〉

腹部的狀態

正中芯有兩種，一種是「臍上到臍下的兩者都有」，另一種是「只有臍上或是只有臍下」。

以肚臍為中心，從肚臍上的劍突到肚臍下方施加一點壓力，以手指用左右移動的方式試著按壓探尋，會發現有如鉛筆芯狀的觸感。按壓時的重點是，將手指頭垂直輕觸，再左右探尋。這個部位即使加壓也不太會感到疼痛，所以如果太過用力按壓，有時反而探尋不到，或是搞不清楚正確位置。另外，如果健康良好，白線周圍的肌肉會很發達，因此即使已經觸摸到了也不自知。

這個腹證是由昭和的漢方醫大塚節敬醫師（一九〇〇～一九八〇年。北里研究所附屬東洋醫學綜合研究所初代所長。畢生致力於復興漢方醫學）所提倡，後由其弟子寺師睦宗老師以「正中芯」加以命名。順帶一提，寺師醫師是我的漢方師父，我有幸曾幾度獲寺師醫師親自指導正中芯的腹診。

雖然腹皮拘急是指腹直肌處於緊繃狀態，但由於往上鼓脹的力道消失，使得正中芯向上浮出。

容易有這種腹證的人

正中芯的原出處是江戶時代的醫書《診病奇核》，書中寫到：「脾胃虛，中脘以下臍附近，任脈經過之處會浮現出如箸伏行般的肌肉。病難治，宜補中焦藥物。」如果以白話文來說，就是「肚臍上的正中芯代表脾胃虛弱、疾病難以醫治」。

容易出現的症狀

如之前所述，即使觸摸得到正中芯，也不代表有生命危險。但若是正中芯突然浮現，表示腹部周圍的肌肉失去彈性，變得軟綿綿的，原因在於人變得消瘦，皮下脂肪也變薄。可以想見，此時人身體的狀態很虛弱。

日常需要特別注意的事項（養生）

臍上的正中芯出現，表示脾虛，也就是腸胃功能虛弱，因此以下的養生方法是重點：

- 少量食用易消化的溫暖食物
- 細嚼慢嚥
- 避免會造成身體冷卻的飲食
- 避免過勞與壓力

臍下的正中芯有時起因於腎虛，因此也請參考68頁的小腹不仁與小腹拘急。

代表性的漢方藥

代表的漢方藥以人參湯與四君子湯為首，只要能補腸胃功能的處方都適合。但是本書不會介紹讀者一般難以入手的處方藥。正中芯出現時，人已經處於非常虛弱的狀態，因此，我建議以建中湯類的處方，或是以穴位按摩調養，再找醫師診治較好。

建議搭配的穴位

●足三里……142頁
●關元……137頁
●湧泉……136頁

腹證7 瘀血

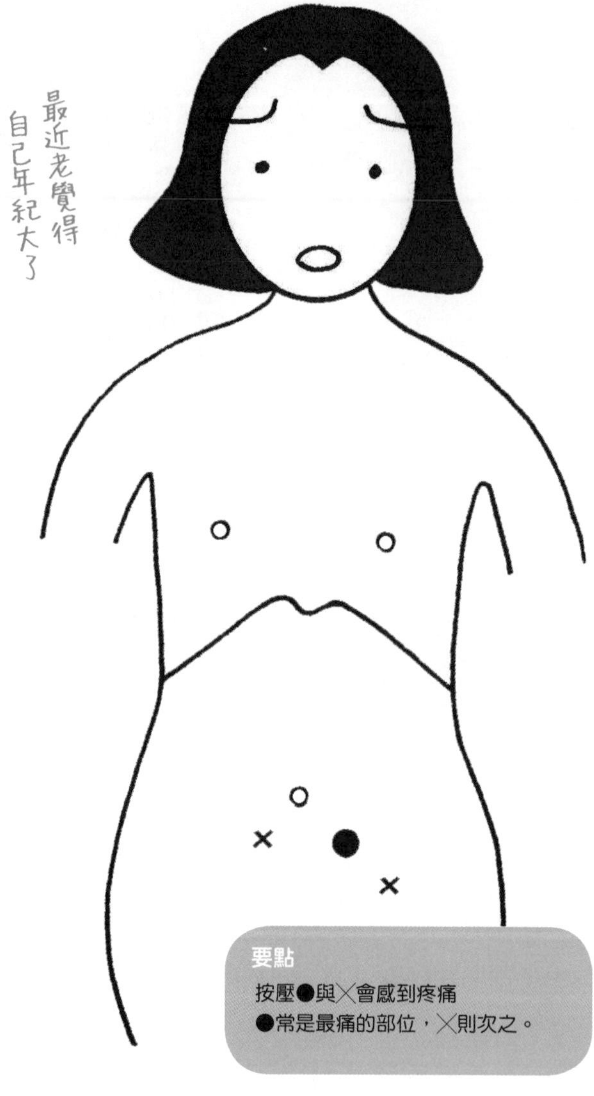

要點

按壓●與╳會感到疼痛

●常是最痛的部位，╳則次之。

「瘀」具有凝滯的意思。一般來說，「原本應該要順暢的血流卻阻滯不通」這種狀態就稱為「瘀血」。瘀血，也可以說是「血液黏稠」，在漢方醫學中，是造成許多疾病的原因。因此，瘀血是非常重要的腹證，所以接下來會用較多的篇幅來說明。

血液中流動的紅血球，是中央凹陷的扁平甜甜圈狀。這個形狀的好處是，當紅血球要經過細小血管，只要改變形狀就能順暢通過血管。

然而，當人處於瘀血狀態，紅血球改變形狀的能力就會低落，使得各個紅血球間的空隙變得狹小。再者，也使得血小板變得容易聚合，導致血液更加凝結。這樣的情況就猶如交通尖峰時刻，血流容易變得凝滯。

長此以往，血流將無法順暢地巡迴身體各處，造成血液中充斥著老廢物質，熱也會堆積在血液中。血管受傷會引起發炎，血液將變得更加黏稠，然後連帶著白血球也變得容易附著在血管上，血流狀況更顯得雪上加霜。

〈瘀血的人〉

腹部的狀態

瘀血的症狀容易出現在腹部，尤其是下腹部。日本漢方醫學認為，腹診的結果有時能直接與漢方醫學的處方相關連。比方說，壓痛點（壓了會痛的點）有以下狀況時：

- **壓痛點在肚臍斜下左側時↓以「桂枝茯苓丸」為處方藥物**
- **壓痛點在肚臍斜下右側時↓以「大黃牡丹皮湯」為處方藥物**

如果壓痛點在其他部位，而且伴隨著便祕或是生理痛等症狀時，有時也會以「桃核承氣湯」為處方藥物。但是，如果瘀血變成慢性化，多數情況下，壓痛點會出現在腹部兩側，此時不需要特別糾結壓痛點一定要在左側或是右側。

容易有這種腹證的人

造成瘀血的原因有非常多種。

● **外傷……**因為外傷所造成的瘀青是最容易理解的瘀血例子，瘀青代表血管外側有無法使用的血液凝滯。有時因為交通意外造成的頸部揮鞭症候群，或是因為運動傷害造成的挫傷，會在看不見的部位殘留瘀血，所以有不少患者是在多年後才出現嚴重的症狀。

● **飲食不節……**暴飲暴食也容易造成瘀血狀態，尤其是肉類、油脂與砂糖攝取過多。營養過多的血液會變得很黏稠，不容易流動，因此容易凝滯不動。抽菸也是形成身體瘀血的極大因素。

● **運動不足……**人一旦維持同個姿勢不動就會影響血液的流動，造成血液凝滯。最簡單消除血液凝滯的方法就是走路。

● **壓力……**只要感受到壓力，血管就會緊縮。血液流通的通道因此縮小，造成血液流動不順，變成瘀血的原因。

● **虛寒症、冷氣開放的室內……**一旦血管收縮，血液的流動就會變慢。如果待在冷氣房內或是寒冷的環境中，不論是從外在環境感到寒冷，或是喝了冷飲使得身體內部感到寒冷，兩種狀況都可能是造成瘀血的原因。

● **慢性病**……「久病皆起源於瘀血」。意思是任何疾病都是長期的瘀血所造成。

● **藥物**……有時會因為藥物的副作用而造成瘀血。代表性的例子就是腎上腺皮質類固醇（類固醇藥物）或是利尿劑。

● **月經、生產、更年期閉經**……經血排出不順暢、難產、流產、人工絕育手術、產後未能調養好身體等，都極有可能造成瘀血。相反地，如果能趁這些時期好好調養，就能改善體質。

以我曾經診治過的不孕症患者案例來說，她因為體內瘀血而遲遲無法受孕，但在服用化瘀血的漢方藥，再調整飲食生活一年後，該患者就順利懷孕，並平安生下孩子。再加上，藉由生產排出了體內瘀血，該患者產後瘦了約五公斤，而懷孕前令她困擾不已的頭痛與肩膀僵硬也都消失無蹤。從懷孕前到產後這個階段，她考量到腹中胎兒的健康，非常留意自己的飲食生活，改掉了飲食過度、喝酒、睡眠不足、讓身體虛寒等容易造成體內瘀血的生活習慣，才使她產後回復了健康。

●**遺傳……**一旦母體的瘀血狀況嚴重，胎兒也容易產生瘀血。因此，古時候的人會以經驗判斷，給予剛出生的胎兒「海人草MAKURI」這種漢方藥（用以「下胎毒」，即去除胎毒）。服藥後，胎兒會排出名為「KANIPAPA」的黑便，這個黑便被視為是胎兒在母體內所累積的「胎毒」。據說，母親的初乳也具有與海人草相同的效果，能幫助胎兒排出胎毒。

●**脫水……**血液中的水分一旦減少，血液就會呈現黏稠狀態而形成瘀血。當人處於睡眠不足狀態，身體也處於脫水狀態，就會因此形成瘀血。

容易出現的症狀

瘀血會引起身體與心理各種症狀。

瘀血的症狀很容易看得出來，例如，皮膚變得黯沉等，對於女性的美容會產生很大的影響。如果營養豐富的血液在體內淤滯不動，身體將無法維持膚色的亮麗，也無法維持肌膚的彈性。

通常女性只要改善瘀血狀態，皮膚的黯沉跟斑點就會改善，肌膚又能回復光亮有彈性，真可謂是令人開心的副作用。女性朋友們與其使用高價的化妝品，不如致力於能讓血液變乾淨的方法，如此就能獲得健康與美麗，一舉多得。

雖然瘀血會為身心帶來各種壞處，但男女出現的症狀是有差異的。

漢方醫學中，經常使用「血道症」這個詞來表示以更年期障礙為首的婦科症狀。當經血淤滯、無法順利排出體外，就會出現生理痛、月經不順，有時還會出現卵巢囊腫或是子宮肌瘤。另外，生產時，由於血液凝滯或是出血而造成的體內瘀血，都可能與產後的各種不適有密切關係。閉經後也容易產生瘀血。如上所說的，女性的身體要比男性更容易形成瘀血，因此請女性朋友們務必留意。

至於男性特殊的瘀血症狀，就是前列腺肥大。

《金匱要略》是一本中國古典醫學著作，與《傷寒論》並列，書中分疾病類別記述各種症狀與治療法。在《金匱要略》中，有這樣的記述：「瘀血會造成女性月經相關問題，男性則是小便不利的問題」。

近年來，罹患前列腺癌症的男性有增加的趨勢，主要原因可推測為飲食生活西化所帶來的影響。一般來說，中年以後的男性患者，下腹部經常可見一顆顆的硬塊。

因瘀血而出現的主要症狀（女性、男女通用）

生理痛、月經不順、月經困難症、不孕症、性荷爾蒙機能障礙、子宮肌瘤、子宮內膜異位症、卵巢囊腫
經血偏黑
經血中混有血塊
排尿異常、前列腺肥大
皮膚粗糙
臉色黯黑、紅光滿面
黑眼圈明顯
黑斑、雀斑很多
嘴唇與牙齦呈現暗紫色
嘴唇乾燥、脫皮
舌下靜脈（舌頭底下的血管）又粗又黑又青
指甲顏色呈現紫色或是暗紅色
手掌有紅色斑點
固定部位的疼痛感
有如針刺的疼痛感
夜間出現的疼痛感
關節痛、風濕性關節炎
手足麻痺
容易出血
容易瘀青
下肢靜脈瘤
手腳冷、臉部與身體熱
痔瘡
糞便呈現黑色黏稠狀
精神狀態（躁、鬱等，激烈時接近「瘋狂」）
失眠
健忘、失智症
腦血管障礙、心肌梗塞、動脈硬化
惡性腫瘤

另外，心臟、腎臟等重要臟器或是手足前端、眼睛與腦部都布滿了微細的血管，血液因此能送到身體每一處。如果微細血管有瘀血堵住，就會增加生命暴露於危險的可能性。不論是男性還是女性，都會因為體內瘀血而可能罹患腦血管障礙、心肌梗塞、狹心症等的循環器官障礙、癌症、糖尿病等疾病。

日常需要特別注意的事項（養生）

如果想要改善體內的瘀血狀態，或是預防瘀血產生，最重要的是養成讓血液順暢流動的生活習慣。請每天適度運動、擁有充足的睡眠，並留心以下的生活要點。

●不要累積壓力
●保持身體溫暖
●不過度飲食
●對於味道濃厚、油脂豐富的食物與甜點，攝取要有所節制
●請多攝取蔬菜與海藻類
●請留意不要讓身體脫水
●充分活動身體
●不抽菸
●避免睡眠不足或是過勞
●平日就留意攝取能讓血流順暢的食物……洋蔥、蕗蕎、茄子、韭菜、黑木耳、香芹、薑黃、肉桂、可可、醋，以及味噌、醃漬物、納豆等發酵食品，還有竹筴魚與鯖魚等青魚類。

其他需要注意的還有用半身浴暖和身體，也推薦走路跟瑜珈等活動身體的運動。只

要避開會大量流汗的運動，任何運動都好。

另外，找到舒緩壓力的方法也很重要。飲食方面，請盡量減少外食，每天固定時間用餐，並攝取營養均衡的食物。

代表性的漢方藥

改善瘀血的漢方藥稱為「驅瘀血劑」（化瘀血藥）。要注意的是，不是藥效越強越好。因為藥效過強的處方會使得身體耗費過多的體力，所以，開藥時應兼顧患者的體力以及體內瘀血的狀態加以調整。通常化瘀血的藥物會用到當歸、牡丹皮、桃仁、紅花與大黃等生藥。

一般如果體內的瘀血狀況屬於嚴重的「乾血」（血乾掉黏著）狀態時，有時也會使用水蛭、䗪蟲（藥用蟑螂）、虻蟲等動物的生藥。桂枝茯苓丸（漢方9，174頁）是日本最常用的化瘀血漢方藥。它的藥效在這類藥劑中雖然屬於中段，但應用範圍廣，對於許多症狀都非常有療效。

只不過，桂枝茯苓丸雖然具有化除瘀血的作用，卻少了補氣補血的成分，因此，如果病患體力貧乏，除了桂枝茯苓丸，還必須搭配其他處方組合服用或是一次少量慢慢服用。另外，基本上，孕婦不可服用桂枝茯苓丸等化瘀血藥物。只要遵照上述注意事項服用，化瘀血藥的效果是非常顯著的，且服用後的感覺很舒服。

另外，以針灸去除體內瘀血時，是使用名為「刺絡」的方法。日本自古就有以水蛭吸血以達到去除瘀血的民間療法，現在有些地方仍舊使用這樣的方法治療病患，但差別在於，已經將水蛭改為以拔罐的方式進行。

第一章24頁，我曾介紹過江戶時代所發展出來的「打鍼」，藉由打鍼刺激包含腹部瘀血在內的腫塊來做治療。

建議搭配的穴位

- 膈俞……143頁
- 血海……143頁
- 三陰交……144頁

月經與瘀血的關係

對於女性來說，如何度過經期與健康有非常密切的關聯。

舉凡生理痛、月經不順、經血中有血塊、卵巢囊腫（巧克力囊腫）等症狀皆起因於體內有瘀血。骨盆內部的血流循環不佳造成血液滯留、瘀血狀態，有時繼續發展下去就會變成子宮肌瘤、子宮內膜異位症或是不孕症。

隨著月經的進程：月經前、月經期間、月經結束，身體會出現極大變化，腹部也同時會出現變化。

從排卵到月經前的高體溫期間，由於身體會處於積滯模式，因此體內的氣血水容易瘀滯、情緒變得煩躁、食慾也產生急遽改變，於是身體變得浮腫，體重也會增加。如果順著食慾選擇食物，一旦多吃味道濃重的食物、乳製品、垃圾食物等，身體就容易產生瘀血，因而容易出現經前症候群的症狀，可能導致嚴重經痛。此時的腹證特徵有以下幾種狀態：

● 整個腹部脹滿且硬

● 瘀血壓痛點有明顯的反應

● 心下痞（78頁）

有時，這些症狀在經前或經期會比平常還要來得明顯。

月經期間的基本生活方式

一旦月經來臨，隨著經血排出體外，身體通常會變得偏寒。此時請記得溫暖身體，尤其是腰部以下，以使經血順利排出。

月經期間要特別留意的事

● 穿著能溫暖腰部與足部的服裝，尤其是腹部周圍與腰、腳踝

● 低於體溫的食物（生冷蔬菜與水果、冰品或是果汁類）請節制食用

● 悠閒過生活

月經期間要避免的事

- 給予頸部以上刺激（染燙頭髮、洗頭或是頭皮保養）
- 生理期第一天的洗澡與洗頭
- 按摩或是激烈運動
- 熬夜
- 治療牙齒
- 任何會讓頭部或是身體感到疲累的事
- 過度使用眼睛（使用手機與電腦）

腹證8 胸脇苦滿

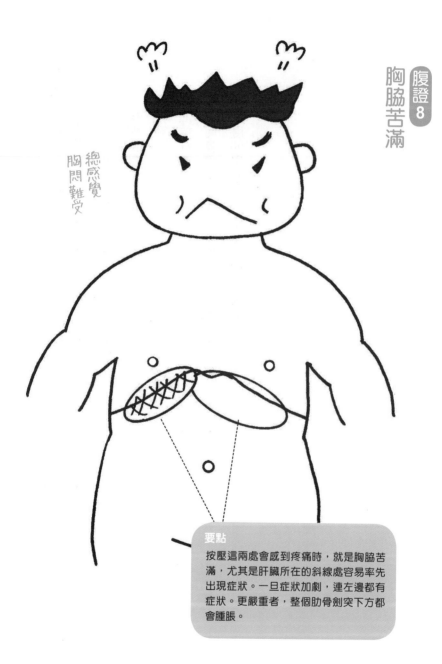

要點

按壓這兩處會感到疼痛時，就是胸脇苦滿，尤其是肝臟所在的斜線處容易率先出現症狀。一旦症狀加劇，連左邊都有症狀。更嚴重者，整個肋骨劍突下方都會腫脹。

所謂的「胸脇」是指胸部與脇下，也就是前胸部與兩腋窩下方有肋骨包腹處。這個部分感到有壓迫感或是奇怪的感覺、感覺胸部苦悶等不舒爽的狀態就是胸脇苦滿。腹診的部位並不是胸部，而是沿著最下面那一根肋骨的季肋部邊緣做腹診。

如果懷疑自己有胸脇苦滿，請先仰躺在地板上，全身放鬆，以手指沿著最下一根肋骨內側，往身體中心邊按壓邊移動。等手指移動到季肋中間時，如果沒有感覺到阻抗感或是壓痛感，就不是胸脇苦滿。腹診時，請先從右季肋邊緣開始確認，然後才確認左邊。

相對於此，如果是有胸脇苦滿，則是右側肋骨或是兩側肋骨內側下方都有脹滿感或是腫脹，按壓時會出現阻抗或是疼痛感。胸脇苦滿雖然比較容易出現在右側，但若嚴重就會擴及至兩側。

有時腹診時，會遇到手指無法按壓入肋骨內側的狀況，這樣的情況因人而異。或許是因為肋骨邊緣附近、脇腹等是我們一般不會特別注意到的身體部位，腹診時，請有耐心地慢慢觸摸。

〈胸脇苦滿的人〉

腹部的狀態

即使腹診時，無法確切判斷，只要有以下症狀，就能判斷為胸脇苦滿。

- 胃部或是腹部周邊感到腫脹不舒服
- 穿上內衣或是內褲時感到呼吸不順暢
- 繫上腰帶或是皮帶時感到胸悶
- 不想打領帶
- 無法一次吃很多食物

也就是說，症狀就如同「胸脇苦滿」這四個字一樣，只要遇到胸腹部感到不舒服的人時，請記得這就表示「胸脇苦滿的可能性很大」，請留意他的日常生活狀態。

容易有這種腹證的人

漢方醫學認為，因壓力導致的「肝」功能低落造成氣滯（鬱滯），就是胸脇苦滿的狀態。

然而，雖說是肝出現異常，如果去醫院檢查，檢查結果幾乎不會出現指數異常的狀況。而且，漢方醫學所說的肝，並不單指肝臟的功能，而是指氣血在體內循環順暢，使肝功能能夠運作正常。後者無法從檢查數值中看出來，因此多數情況是患者被診斷為自律神經失調或是憂鬱症，醫生通常會開立輕度精神安定劑的處方。

容易出現的症狀

胸脇苦滿的症狀（胸部或腋下兩側有沉重感等），大多會被認為是以下疾病的症狀：感冒、流行性感冒、扁桃腺發炎、支氣管炎、肺炎、胸膜炎、腸胃炎、肝炎、壓力、精神疾病等。因為某種原因導致體內有熱蓄積，造成橫膈膜周圍的臟器（肺、肝臟、消化器官等）發炎，結果身體判斷為危險狀況，使橫膈膜變得異常緊張，因而出現症狀。

但一般來說，即使感冒也不會馬上就發展成胸脇苦滿的狀態，大約要感冒後四到五天，風邪內陷時，才會出現症狀。因為身體無法藉由發汗，將體內多餘的熱邪排出體外，才導致連腹部的肌肉都受影響。比較麻煩的是，不單是因為感冒而產生熱的暫時性疾病，連不產生熱的慢性疾病也會出現胸脇苦滿的症狀。諸如，慢性肝炎與精神疾病。這些一般認為是由於橫膈膜的緊張所引起。

在《傷寒論》中，將出現胸脇苦滿的階段稱之為「少陽病」。而導致少陽病的過程如下：

太陽病……疾病初期。身體表面有邪氣入侵，身體出現寒氣、發熱、肩頸僵硬等症狀。可以透過調整發汗狀態（汗法）治癒。

↓

陽明病……病邪入侵消化器官。多數情況下，只要以治療下痢的方法（下法）就能治癒。

↓

少陽病……一旦前兩種階段未能排出病邪，病邪就會從體表或是消化器官滯留到橫膈膜。這個少陽病的特徵就是胸脇苦滿。在少陽病的階段中，無法再使用太陽病的汗法或是陽明病的下法來治病，而要以「和解法」（調和的方法）來治癒疾病。這時的疾病已經變得很棘手，治療時間延長，症狀也變多。

日常需要特別注意的事項（養生）

與肝關連甚深的「胸脇苦滿」狀態，重要的是，好好地與過度的壓力（肝的最大敵人）以及憤怒的情緒共處。以下介紹幾個養生法。

- 做喜歡的事情平衡心情
- 享受泡澡的時光，水溫以適溫為佳
- 泡澡時可使用芳香精油、線香或是喜愛的芳香入浴劑
- 從事散步、瑜珈、太極拳等運動（計較輸贏或是得分高低的運動項目反而會帶來反效果）
- 穿著舒適的內衣褲與服裝

飲食生活方面則減少會增加腸胃負擔的食物、多吃清淡食物，並且細嚼慢嚥。另外也請留意以下事項：

- 肉類、炸物、乳製品、油膩或味道濃重的食物等，攝取應節制
- 適度食用酸味食物，以幫助肝的運作
- 節制飲酒

另外，身體明明罹患了感冒等急性疾病，食慾卻不減的狀況要特別注意。因為病邪明明已經入侵腸胃系統，病患卻胃口大開，這樣一來反而會增加腸胃負擔。再者，如果在此時吃了過多會讓熱邪留滯體內的食物，反而會讓好不容易快要復原的感冒更嚴重。

代表性的漢方藥

「胸脇苦滿」這個症狀是判斷是否要使用「柴胡劑」（搭配了柴胡這味生藥的漢方藥）的重要指標。

少陽病的代表處方「小柴胡湯」的別名是「三禁湯」。汗（發汗）、吐（嘔吐）、

下（下痢）三種治療法無法使用時，就是使用小柴胡湯的時機。小柴胡湯可以調和氣血流動的狀況，緩和身體不順暢的氣機，以恢復平衡。這類以小柴胡湯為首的柴胡劑所形成的治療法，就是和解法。

除了小柴胡湯，還有其他針對相同症狀與體力的各種處方。比方說，腹診按壓時，如果腹部有阻抗感或是壓痛感，則可用以下處方藥物。

- **阻抗感、壓痛感大時……**大柴胡湯（效果最強的柴胡劑）（漢方10、177頁）
- **阻抗感、壓痛感中等時……**小柴胡湯
- **阻抗感、壓痛感微弱時……**柴胡桂枝乾薑湯（效果較溫和）

在這個充滿壓力的社會中，柴胡劑可說是不可或缺的良方。然而，一定要選用非常合體質的柴胡劑，否則會出現嚴重的副作用，尤其是長期服用時要特別注意。

我常聽患者說，一旦服用吻合體質的柴胡劑，原本那些「煩躁感不見了」「快要抓狂的情緒消失了」。胸脇苦滿可稱為肝的過度防衛反應，只要症狀消失，人會變得放鬆，情緒獲得舒緩、心情也因此變得暢快，也就不再為小事抓狂了。

然而，柴胡劑有個缺點，那就是它能使氣在體內流動順暢，卻會消耗氣或血而使身體變得乾燥。因此，體質虛弱的人、產婦、手術後或是本來就因為年紀增長，身體不再滋潤、容易消耗血的高齡者，請務必詢問過醫生再服用柴胡劑。

其他還有一些與胸脇苦滿有關的漢方藥，例如，**柴胡加龍骨牡蠣湯**、**四逆散**、**柴胡桂枝湯**（漢方11、180頁）、**柴胡桂枝乾薑湯**、**加味逍遙散**、**補中益氣湯**等等。若是開錯處方或是原本應該吃比較溫和的藥卻吃成比較強效的藥時，就容易引起副作用。因此建議，最好是先找出適合自己的處方，再去找醫師商量用藥。

注意！柴胡劑的副作用

一九九六年某日，日本報紙的一整版出現一則令人震驚的新聞記事，內容寫著「漢方藥的副作用導致十人死亡」。當時，我任職的漢方藥局一時間湧入一大堆人詢問關於「我現在正在吃的某某漢方藥是否安全」的問題，同時電話也不斷響起。

在那則報導之前，一提起「漢方藥」，大多數人的聯想多是「因為原料是生藥，所以很安全」「藥效雖然慢，但沒有副作用」等，因此，報導出現後，漢方藥的安全神話可說也跟著崩解了。

在這個事件中，出現問題的漢方藥就是作為慢性肝炎治療處方的小柴胡湯。當時，有效治療慢性肝炎的治療法很少，通常多以抗病毒藥物的干擾素治療。

然而，自從某個研究論文中提出「小柴胡湯能改善慢性肝炎的肝功能障礙」，小柴胡湯因此被廣為運用，據說當時的使用者多達一百萬人。

只要冷靜思考一下就知道，既然有這麼多人在服用小柴胡湯，會出現副作用似乎再自然不過。但是，再怎麼說這件事關乎生命，而且已經演變為社會問題。報導中所說的小柴胡湯的副作用是間質性肺炎，一旦體力虛弱的人罹患這個「連抗生素都無可奈何的頑強肺炎」，很可能會導致死亡。

即使同樣是罹患慢性肝炎，病患的體力與抵抗力的強弱會左右疾病的發展狀態。患病初期有可能符合前面所說的小柴胡湯的治療，但是一旦併發肝硬化，多數情況下，就超過了小柴胡湯所能治療的範疇。如此一來，如果仍舊繼續服用小柴胡湯，反而會使病患的體力更消耗，最壞的結果就是如同報導所說的「導致死亡」。

開立處方的醫生據說多數並不理解，在漢方醫學的框架下，需要透過患者的症狀與體力來做為診療基礎，他們單單只是用西醫病名「慢性肝炎」就開立了小柴胡湯這個處方※。透過這個報導的案例，讓人們有機會重新審視自己是否對於漢方醫學有「以為漢方藥很安全可隨便吃」的錯誤觀念，其實應該要小心服用才是。

建議搭配的穴位

● 痞根……144頁
● 期門……145頁
● 太衝……145頁

※日本西醫可開立漢方藥，故會出現這種情況。

腹證・番外篇 皮膚病與漢方醫學

「如果能治好皮膚病，就能被稱為名符其實的漢方醫家。」

從以上這句話就不難看出，在漢方醫學中關於治療皮膚病有多麼困難。實際上，皮膚病患者的腹證有很多種，並沒有所謂的皮膚病患者專有的腹證。因此，本書才當做番外篇來介紹。

皮膚可說是人體最大的臟器。東洋醫學認為，皮膚能呈現內臟的狀態，因此治療皮膚病時，腹診也具有很大的意義。

我初學漢方醫學時，曾聽聞我的老師寺師睦宗醫師說過這麼一段軼事。寺師醫師在日本昭和名醫大塚敬節身邊學習醫術時，曾經為一位不明原因罹患皮膚病的患者診治。當他為患者做完腹診後，大塚醫師說：「我雖然不知道這是什麼樣的皮膚疾病，但這個腹證屬於桂枝茯苓丸證。」於是當下開立了桂枝茯苓丸給患者回去服用，後來患者的皮膚病就這麼慢慢治好了。

我原本就知道，在日本桂枝茯苓丸是最常用來化瘀血的漢方藥，應用範圍廣泛，任何症狀都能適用並且有效，沒想到連皮膚病都能治癒，真是太驚人了。

還記得，寺師醫師曾這樣說過：「皮膚病很難治療喔。因為能不能治好，一看就知道。」

治療皮膚病時，如果病患的身體需要暖藥，醫師卻開立了寒涼藥，結果只會越治越糟糕。

另外，有時因為服用漢方藥會出現「瞑眩」的激烈副作用，也曾經有病患才把藥煎好剛喝下，結果下一秒，局部的皮膚癢立刻擴散至全身。或許大多數人以為漢方藥是溫和的，需要慢慢吃才會有效，但其實在飲下藥物的當下就會知道有沒有效。我之所以這麼說，並不是要引發各位的不安，因為以異位性皮膚炎為首的惱人皮膚病，致病原因非常多樣且複雜。

因此，治療皮膚病時，究竟該從何處下手，做為醫者得要先決定好優先順序。治療皮膚病需要較長時間，因此無論是治療者或是患者都要有耐心，兩人能齊心共同治療頑疾的心理準備很重要。如此，先去除前面的阻礙，才有成功治癒皮膚病的結果。

皮膚病的治療——認清寒與熱

那麼，該如何為皮膚病患者做腹診呢？

我會用以下的流程來進行：

● **首先以腹診來找出身體所呈現的問題**

↓

● **改善身體所呈現症狀的結果，一併逐步治癒皮膚病**

至今，我從未在自己的診療經驗中，遇見過「膨膨的、溫度與濕度都恰恰好」「如剛搗好的麻糬般」的理想腹證（這是單指為皮膚病患者做腹診的經驗）。

無論身體出現任何症狀，就漢方醫學來說，幾乎都是身體有某些問題。

雖然不如前面介紹的大塚醫師有那樣神奇的軼事，但是以漢方醫學治療皮膚病時，

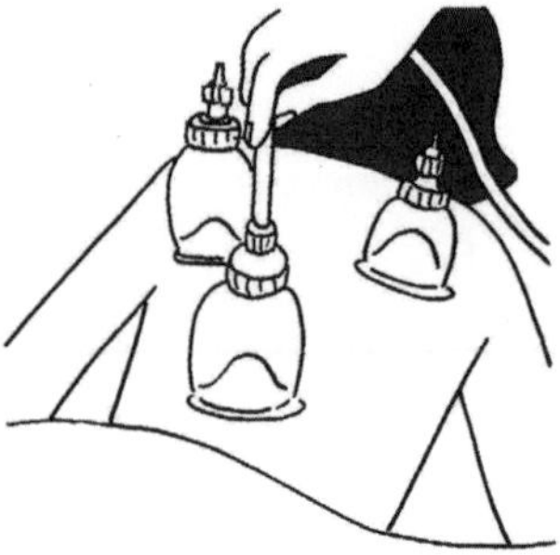

治療皮膚病時，重要的是判斷該冷？該熱？使用拔罐（上）能改善血液循環，泡腳（右）則能溫暖身體。

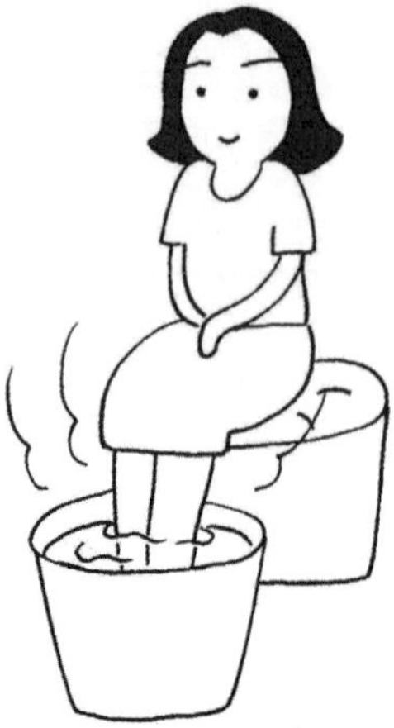

多數情況下，只要我們不只專注於皮膚的狀態，而是以「診療全身並治療身體所有出現問題的部分」為治療方針時，通常皮膚的狀態也會連帶獲得改善。

治療皮膚病時，最重要的是要能判斷出皮膚病是起因於熱還是寒。

- **如果皮膚病的起因在於熱，就用去除熱的方法治療……**使用「讓身體降溫」的漢方藥或是養生法，以及去除熱邪的針灸療法等
- **如果皮膚病的起因在於寒，就用溫熱身體的方法治療……**使用「溫暖身體」的漢方藥或是養生法、泡腳、半身浴或是艾灸等

以上這些方法是漢方醫學的原則，要小心的是，一旦辯證錯誤就會猶如提油救火一般，使原本的症狀更加嚴重。

皮膚發炎或是出血是因為熱邪所引起。如果不只有患部，全身都處於發熱的情況下，就使用使身體降溫的方法。

飲食養生方面，應該盡量避免吃蒜頭、辣椒等香辛料、酒類、肉類等會為身體帶來熱的食物。整體的飲食量也要稍微減少較佳。

然而，若是皮膚發紅、發熱，但觸摸患者的腹部皮膚卻是冷的，那麼當身體處於各個部位冷熱不同的狀況，就要特別留意是否是「真寒假熱」。

所謂的「真寒假熱」是指身體明明是虛寒狀態，卻出現發炎發熱等熱證，也就是說，本質是寒證，體內的陽氣卻被逼到表面，因此出現熱證的症狀（發熱、臉面潮紅、口渴、手足躁動不安的「煩躁感」等）。

此時，若是被表面所見的症狀所欺騙而使用冷卻身體的治療法，那麼，由於病因是起於身體的寒，方向錯誤的治療法反而會讓原本的症狀更加惡化。

真寒假熱所引起的皮膚病病例

有位四十多歲的女性，因為皮膚搔癢的問題來找我看診。在這之前，她曾在皮膚科看診，醫生開立類固醇藥物給她，幾個月之後，皮膚病更加惡化，因此想換漢方藥試試看（我舉這個例子並不是要批評類固醇藥物，詳細會在後面說明）。

造成她皮膚病的原因並不清楚，所以我試著探究原因。看診當天，我先詢問關於她的日常生活狀況。她說，飲食基本上以日式料理為主，我想應該沒有太大問題。但是，她的工作是全職工作，還要兼顧家庭，閒暇時則會練武。據她說，武術老師的要求非常嚴苛。另外，我觀察她的皮膚病狀況，皮膚有滲出的液體（是帶淺黃的液體，應該是血液成分的一種。這是因為發炎導致毛細血管擴張，而使得液體流出），下肢非常冰冷且水腫。腹診之後，發現整個腹部的皮膚冰冷且粗糙，尤其是下腹部軟綿無力。我判斷是由於疲勞累積以及體內水淤滯所引起，因此開立了茵陳五苓散這個藥方，並請患者適度調整生活步調。

結果患者一開始服藥後，皮膚狀況馬上有所改善，但過了一段時間，皮膚病的症狀突然整個大爆發，擴及全身並嚴重搔癢。於是又來找我看診。

診療後，我發現患者雖然全身發熱且發紅，但身體整體還是偏寒，因為外面溫度明明高達三十度，她卻穿著外套來看診。於是我詢問她最近的生活狀況。原來是因為吃了漢方藥後，皮膚病的狀況獲得改善，因此開始回去練武術，並在練習完畢後喝冰冷的果汁，才使皮膚病突然惡化。

我將原本的處方改為茯苓四逆湯這種能大大暖和身體的藥方，並請患者一定要吃高於體溫的飲食，結果隔天，病患皮膚上的組織液停止分泌，搔癢也停止了。

這個案例中，患者會嚴重復發的原因，是由於她之前因過勞所累積的症狀尚未痊癒，不顧身體狀況就去運動使身體大發汗，而後又喝了冰冷的果汁，使身體內部變得極度寒冷，熱被逼到皮膚表面，因而發生「真寒假熱」的狀態，皮膚病的症狀也因此快速惡化。

於是我建議這位患者，夏天時要留意自己是否吃了過多的冰冷飲料食物，冷氣是否吹得過多以及有沒有過度流汗，如果要練武術，要以身體的感覺為優先，聆聽身體的聲音，一旦覺得又要勉強自己時，記得要減少練習。自那次以後，這位患者的皮膚病都沒有再發作，日子過得非常充實。

皮膚病與類固醇藥物

現在我雖然以漢方藥與針灸為主要治療方式，但絕對不是要否定西洋醫學。即使是皮膚病，我也認為患者有必要先去皮膚科就醫，並接受標準治療。

皮膚科所開立的類固醇藥物確實會抑制皮膚的發炎症狀，能暫時改善症狀，但是有許多患者在使用類固醇藥物後，短時間內就會復發，並且逐漸惡化，這也是不爭的事實。

類固醇藥物，只要正確使用就是很好的藥物。若能在藥效期間內、症狀暫時緩和期間，設法讓身體的自癒力發揮作用，從根除患病原因，就可以使用類固醇藥物。以前我就曾經因為化妝品過敏，整個臉紅腫、搔癢難受得徹夜未眠，而去皮膚科就醫。

那時，皮膚科醫師開立某種類固醇藥物的軟膏，幫我看診的醫師親自指導我該怎麼塗軟膏。「像這樣，把藥膏擠到指尖，在紅腫的地方都點一下，然後用指腹塗開抹勻」，回家後我按照醫師指示塗藥，隔天大致都消腫，幾天後，所有的不適都治癒，我也銷假上班。從那之後，同樣的皮膚症狀沒有再發作。然而，很少醫師會像那位醫師那樣，仔細跟患者說明用藥方式。

以前，曾經有一位患者前來找我看診，在候診時，他快速地從軟管中擠出一坨藥膏，然後厚厚地塗滿整張臉，把這一切看在眼裡的我，著實被嚇了一大跳。

看到他的塗抹方式，我慌張地詢問他：「請問你平常都是這樣塗藥的嗎？」然後他若無其事地說：「沒錯，我一向都是這麼塗藥的。」

在這之前，沒有任何一位醫師或是藥劑師跟他說明過塗藥的方式，而且他的藥膏總是一下子就用完，雖然他很頻繁地回診拿藥，卻沒有人關心地問過一句話。

相反地，也有人因為害怕塗了過多類固醇藥物，而擅自停止擦藥，或是塗藥量太過稀少。

要知道，使用類固醇藥物最大的疑慮就是長時間反覆使用。因為長期反覆使用，藥效會越來越弱，非得要用藥效更強的藥物不可，這也導致了停藥的困難。尤其若患者自行停藥，接著常會發生更嚴重的復發。甚至有時會嚴重到症狀急遽惡化，需要叫救護車的情況。當患者想要擺脫類固醇藥物，重要的是，絕不可自行停藥，需與醫師商量之後再進行戒斷。戒斷類固醇藥物時，若合併使用漢方藥，通常能穩定地慢慢脫離類固醇藥物，所以，如果你有信賴的醫師，試著去找他們商量也是一個好方法。

運用漢方藥來治療皮膚病是採取與皮膚科相反的治療方向，也就是幫助身體回到平衡的方向，就有可能從根本治好皮膚病。

飲食過度是皮膚病的病因

致使皮膚病更加惡化的原因，除了衣服的材質以及居住環境是否髒汙等，還有其他諸多因素。其中，以飲食帶來的影響最大。只不過，由於飲食是每天不間斷攝取的，所以只要稍加留意，就比較能在短時間內改善。

就漢方醫學來說，只要調整患者的脾胃，去除滯留的瘀血，就能從根本上治好皮膚病。事實上，患者除了改變飲食，還要改變生活習慣，但這一點比改變飲食困難許多。

尤其很多時候，「自己喜歡的食物就等於不能吃的食物」，例如治療異位性皮膚炎，就可說是與食慾拉扯的一場戰鬥。而且，眾多皮膚病患者喜愛的麵粉類或是糖都具有上癮性，所以難以戒斷。

皮膚病患者多認為，「實行飲食養生，只要避免過敏源的食物即可」，所以我在問診時都會問患者：「平常都吃些什麼食物？」想找出造成問題的原因。

比方說，大部分現代人幾乎都處於吃得過飽的狀態。就算吃得健康，也總是無法改善吃得過多這件事。常有人說「自己怎麼吃都吃不胖」，這裡的「怎麼吃」並不是跟他人比較（比如跟大胃王比），而是指吃了超過自己消化能力可以負擔的食量。

實際上，來找我看診的重症異位性皮膚炎患者，體型幾乎都是瘦的。雖然瘦，卻吃很多。其中，非常多人吃很多、吃很快、也不太咀嚼。

我的經驗是，只要跟他們說：「你之所以這麼能吃又不會胖，主要是因為毒素都從皮膚排出了」，聽到我這麼說，他們幾乎都能理解。

最理想的做法是，請患者在專家的指導下進行一次斷食體驗，以找出適合自己的食量，如果覺得斷食太困難，可試著「吃到六分飽就好」一段時間，效果也會很好。

皮膚病患者的飲食禁忌

對於皮膚病的患者來說，盡量不要吃的食材非常固定，大約是以下這幾類食物：

- 酒精類、香辛料等
- 砂糖、水果等甜食
- 麵粉製品（麵包、義大利麵、拉麵、烏龍麵等）
- 馬鈴薯與番茄等茄科蔬菜
- 其他……巧克力、乳製品（牛奶、優格等）、咖啡、麻糬、洋芋片、花生、納豆最後一個部分的「其他」，並不是都不能吃，而是每個患者都有自己絕不能碰的食物，所以，我會在問診時確認清楚。通常，患者最愛吃的食物、一周起碼要吃超過三次的食物，絕不能碰。特別是異位性皮膚炎的患者，很容易傾向於只吃同一種食物。

我會請患者們不要吃納豆、乳製品等這種常被認為是有益身體食物。但不少人聽到我這麼說，總是哭喪著臉反應：「那我不就沒東西可吃了？」如果已經到這個地步，代表已經對那些食物上癮了。

對於哀嘆著「那我該吃些什麼好呢？」的患者，一般我會建議他們吃和食（日式料理），因為只要改吃和食，皮膚問題幾乎都能解決。我建議的飲食內容，會跟據不同人的狀況微調，但大致如下：

- 好好吃米飯
- 適度食用發酵食品（不是優格，而是日式醃漬物跟味噌等）
- 如果常吃麵包，建議都不要再吃
- 不攝取液體類的熱量，如果汁、牛奶等
- 配菜建議以當季蔬菜為主

- 以動物性食物與海鮮魚類為主
- 留意砂糖、油脂（反式脂肪、已經氧化的舊油）等的攝取量
- 盡可能選擇安全食物
- 慢慢咀嚼、慢慢吃飯

皮膚病的治療多需要長時間進行，為了不半途而廢，在飲食與養生方式的指導上，我盡量以患者能接受的方式給予建議。也就是說，不是一下子就要做得非常完美，而是從六十分的程度做起就好。

比方說，如果要求經常外食的人：「從今天起三餐都要自己煮和食來吃」，一定非常困難，所以，我通常會先從建議幾家適合外食的餐廳開始，通常多是有和食的餐廳、餐點是廚房現做的店家等。

其他的養生法——洗澡的方法

不單針對皮膚病，任何疾病的治療法與養生法都沒有絕對，因為每個患者的問題都不會相同。

如同我一開始所說的，食物雖然占了導致疾病的極大因素，但有時真正的主要原因在於過勞、身體虛寒與所處環境，也有時是起於意想不到的原因。以我的看診經驗為例，曾有病患的濕疹原因居然是當年填充牙齒的金屬物質，除去那些金屬物質後，濕疹便不藥而癒。

所謂的養生，不單是飲食，還包含了整體生活狀態。接下來，讓我以洗澡為例跟各位說明。我們平日會清洗全身以保持肌膚的清潔，這雖然很重要，但是，有些皮膚病的症狀卻會因為洗澡而更加惡化，因此需要因應各種狀況做調整、改變。

如果你的皮膚病會因為沖洗熱水而更惡化，請改成用溫水淋浴。

如果是偏寒的體質，或是上半身熱而腳部冰冷的「上熱下寒」的體質，請用泡腳或是用溫熱水泡到小腿的高度來好好溫暖身體。如果皮膚乾燥，要避免不要過度流汗，因此，長時間泡澡、三溫暖、鹽盤浴，這些都要避免。

另外，如果皮膚病已經因為病程拖延而演變成苔癬化（皮膚極度乾燥且形成厚繭的狀態，有時會像大象的皮膚一般），建議使用半身浴來促進身體的新陳代謝。

無論是哪一種皮膚病，基本上不建議使用肥皂或是沐浴乳來刷皮膚，只要單純使用溫水以手掌輕輕搓洗即可。

如果實在很想用肥皂洗澡，請先用雙手把肥皂搓出泡泡，再用泡泡洗澡就好。洗髮用的洗髮精也請選擇適合自己膚質的產品，洗頭時盡量不要讓洗髮精沾到身體。但是如果皮膚有傷口，就不建議使用肥皂或是洗髮精。因為有時候直接侵入傷口的洗髮精成分會變成過敏源。另外，泡溫泉經常是皮膚病惡化的主因，如果皮膚有症狀時，建議不要去泡溫泉。

無論皮膚情況如何，只要找到致病原因並藉助漢方藥來治療，就能提高身體的自癒力，有助治療皮膚病。我在幫患者治病時，會陪著他重新回溯一遍人生各個不同時期，然後試著找到致病的原因，我覺得這點非常重要。如此一來，從皮膚症狀解脫的患者將能找回自主權，過得越來越幸福，身為醫者，有機會見證這一過程，實是無上的喜悅。

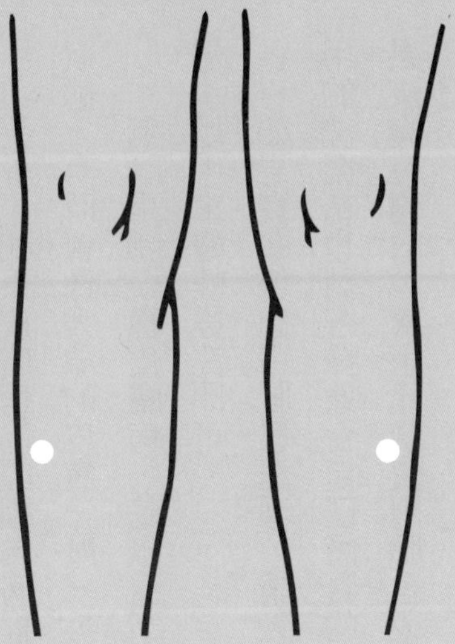

接下來，要為各位說明本書所提到的各腹證對應穴位。找到穴位的方法與按壓方法請參見53頁。

豐隆

位於兩小腿外側、膝蓋與腳踝垂直線正中央處。這個穴位與胃極有關係，能將痰飲（體內病態的、多餘的水分）排出體外。若飲食過度，用手指按壓即可。

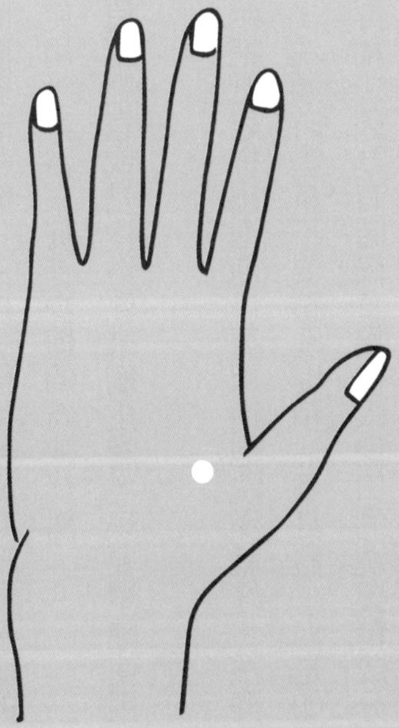

合谷

位於手背拇指與食指骨頭交接處，略偏食指的地方。

舉凡肩頸僵硬、感冒初始、高血壓、所有脖子以上的症狀（頭痛、牙痛、眼睛痠痛等）都能使用的萬能穴位。只要用大拇指用力按壓即可，用艾灸也很有效。

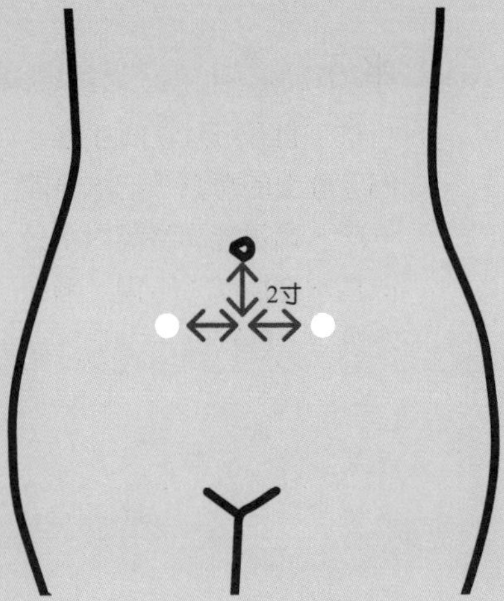

大巨

肚臍垂直往下2寸，再往左右兩側向外各兩寸處就是大巨穴。（寸的計算方式是以同身寸測量，請參見53頁的專欄）

這個穴位可以排除體內多餘水分，也能消解腹部腫脹與便秘。使用艾灸最有效。

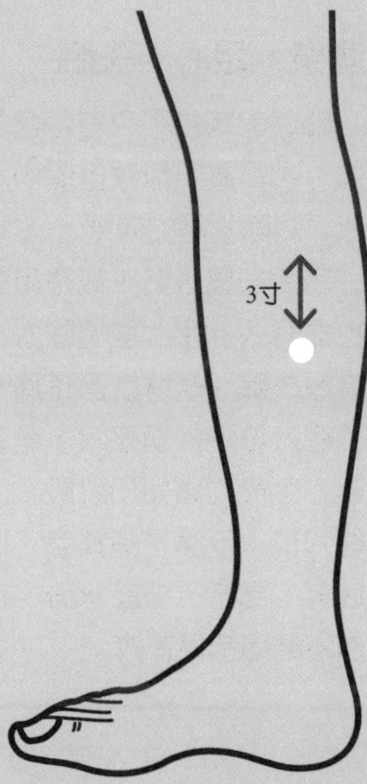

陰陵泉

位於膝蓋下方3寸、用大拇指指腹從腳踝往膝蓋滑至停止處，就是陰陵泉。眾所周知，這個穴位有助消除疲勞，位於足三里（142頁）的相對邊。

刺激這個穴位尤其能讓下半身多餘的水分順利排出，對於雙腳水腫與下半身虛寒、下痢有舒緩的效果。按壓時稍微多加點力比較好。由於這個穴位的皮膚比較薄，艾灸時請小心不要燙傷。

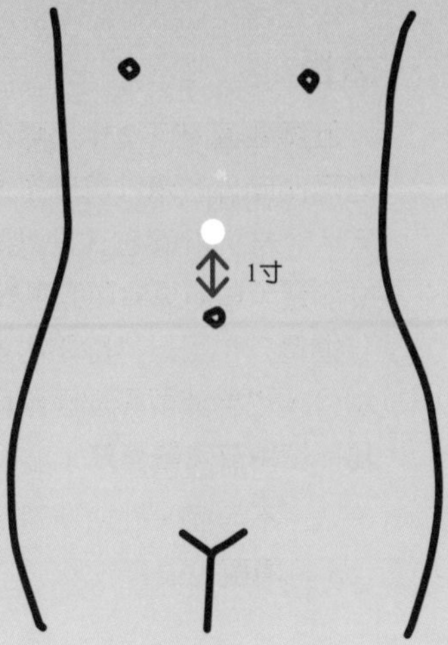

水分

位於肚臍正上方1寸處。如同字面上的意義「把水分開」一般，這是能調整體內水分，改善水毒症狀（下痢、頻尿、水腫等）的穴位。

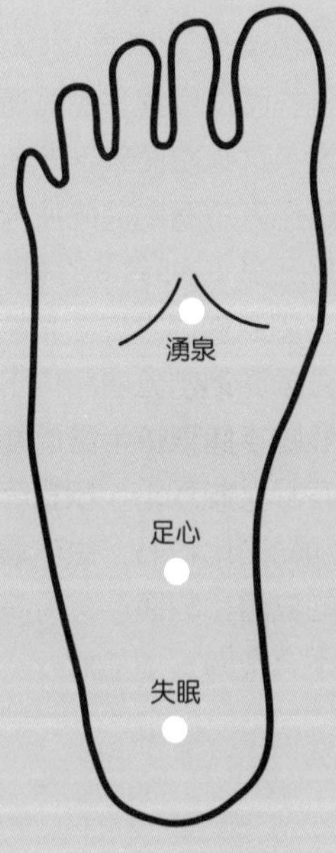

湧泉、足心、失眠

腳底的穴位不只有各自的功效，也都具有能改善體內水循環、消除水腫的效果。

用手按壓也好，或是用艾灸也很有效。足心能消除水腫、治療失眠、緩解膝蓋疼痛。這三個穴位中的湧泉穴，是意味著「生命力猶如湧泉般」的萬能穴位。無論是補腎氣、消除疲勞、虛寒、調節水分、促進血液循環都很有效。

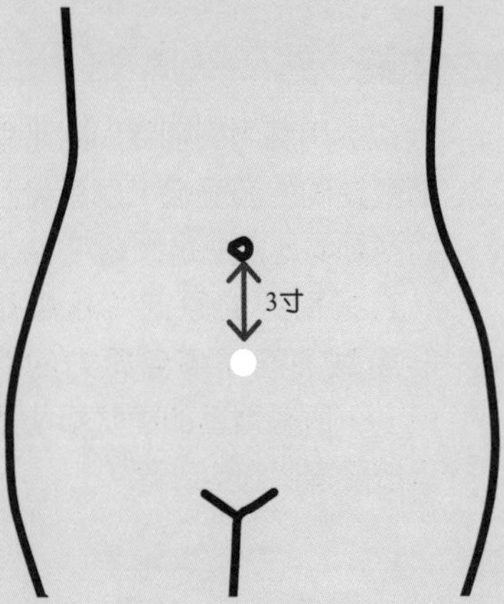

關元

位於肚臍正下方3寸處。是所謂的丹田（關元與氣海附近）所在，也是生命力蓄積之處。關元是能補養生命力的穴位，能舒緩倦怠感、改善下痢、體力低落、忘東忘西、虛寒等。對於改善月經不順、生理痛、不孕症、性慾低落、勃起功能障礙也很有效果。

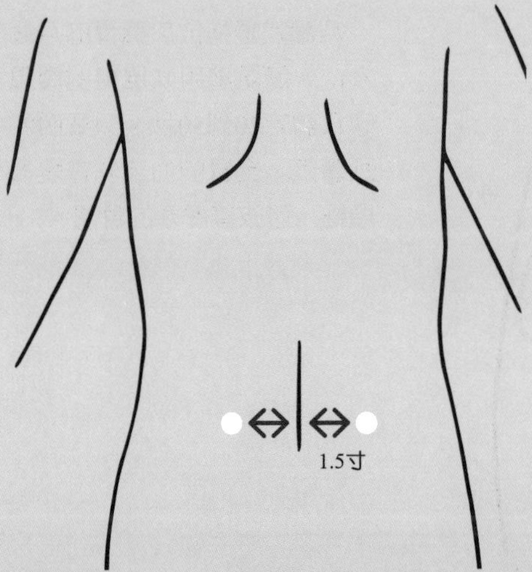

腎俞

腎俞的位置高於肚臍，確切位置在雙手插腰時，兩手大拇指在後腰碰到的地方（約離脊椎1.5寸處）。這個穴位能補腎氣、改善虛寒及腰痛、泌尿系統的不適症狀。

雙手插腰時大拇指碰到的地方，能施力以用力按壓。

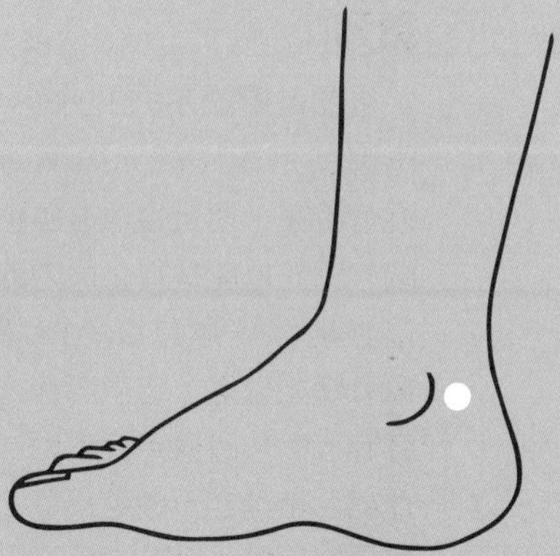

太谿

位於兩腳內側腳踝與阿基里斯腱之間的凹陷處，能感覺到脈搏動的地方就是太谿穴。

它是腎經的原穴（各經絡的原點，能提高自癒力的穴位），所有腎虛的症狀都能透過按壓這個穴位改善。

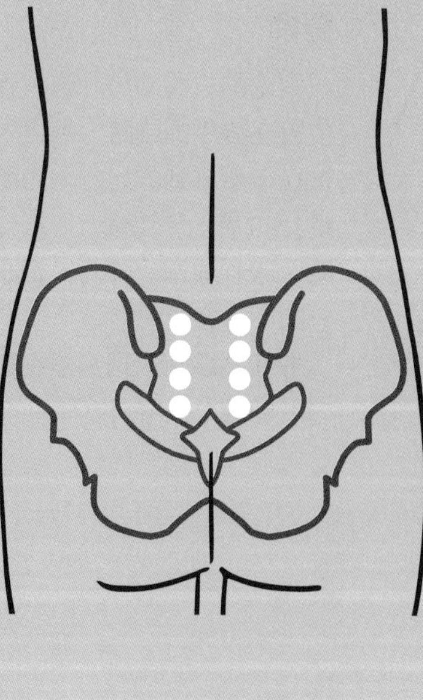

薦骨的「八髎穴」

八髎穴是指位於薦骨的八個穴位。請試著用吹風機的暖風吹八髎穴20到30秒。只要暖和八髎穴，全身的血流就會變得順暢，可改善虛寒的身體。

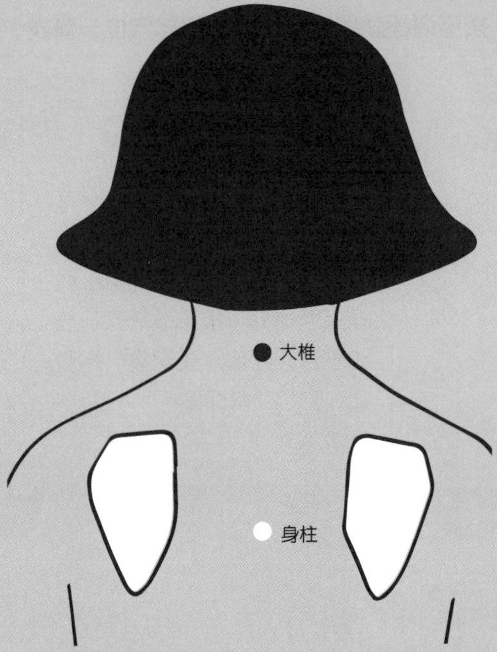

身柱

將脖子往前傾，後頸最突出的部分是大椎，再往下摸大約三節脊椎的突起處稱為第三胸椎棘突起，它的正下方就是身柱。按壓此處，對於建中湯證的孩子夜尿、小兒癲癇（疳蟲），以及大人因為壓力而導致的腸胃不適都很有效果。洗澡時，請先用蓮蓬頭以溫熱水沖洗身柱約20到30秒。使用艾灸也很好。

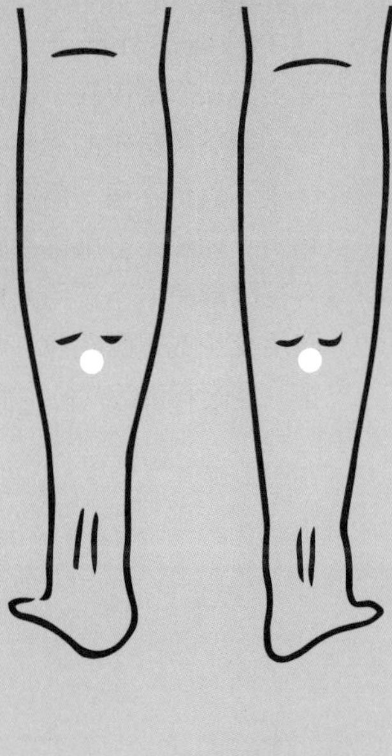

承山

用手指從後腳跟往上滑，會發現有一處凹陷，手指也會剛好停在此處，這裡就是承山穴。平常容易抽筋的人，養成艾灸此穴位的習慣，即能獲得改善。另外，也可在洗完澡後，用按摩油按摩整隻小腿。

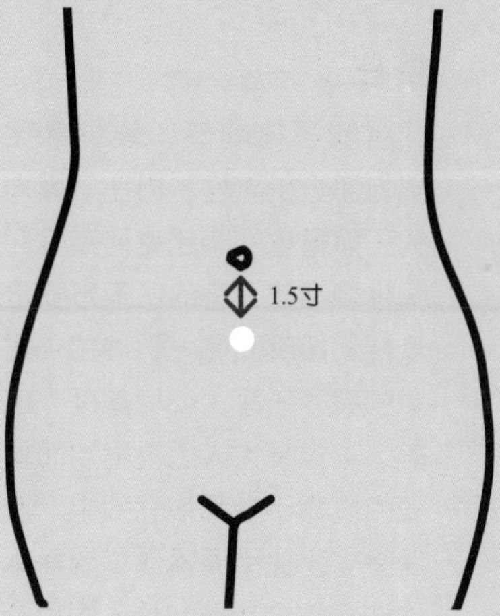

氣海

氣海位於肚臍往上1.5寸（約兩指幅）的地方。如字面上的意思，這裡能增加氣，並提高生命力。按壓這個穴位能改善月經不順、生理痛、不孕症、勃起功能障礙。

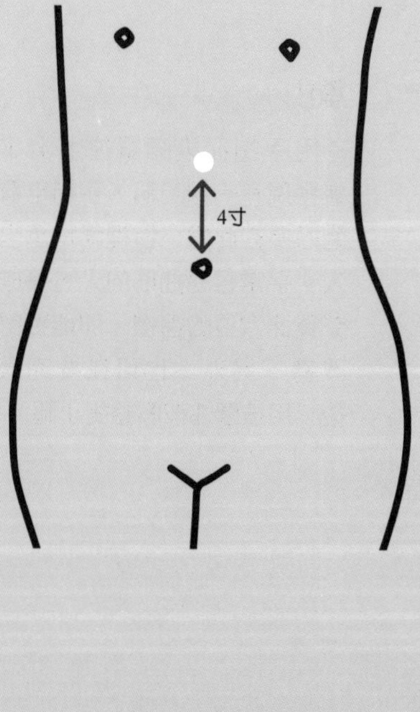

中脘

中脘位於肚臍正上方4寸處，對於舒緩胃部不適極為有效。對於所有胃的症狀，如胃下垂、消化不良、胃痛、慢性胃炎、胃部不舒服等都有效。有嘔吐感時，不要用力按壓，改用艾灸或是暖暖包、用雙手搓一搓暖和這個穴位也很好。

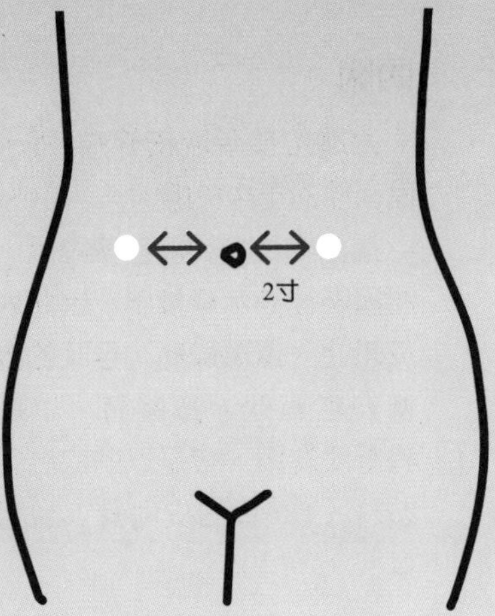

天樞

天樞位於肚臍兩旁2寸處。這個穴位常用於調整大腸功能，對於便祕、下痢、腹脹都有效。如果症狀非常嚴重時，請同時艾灸中脘與關元（137頁）兩穴位。

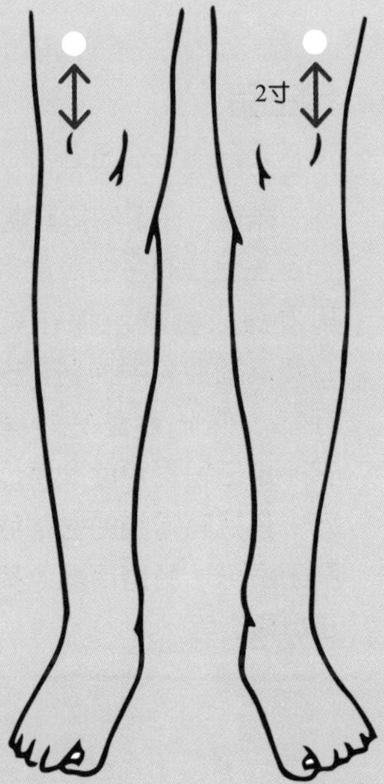

梁丘

梁丘位於膝蓋外側上方2寸處。能舒緩因為飲食過度而引起的急性胃痛。按壓時請用點力。

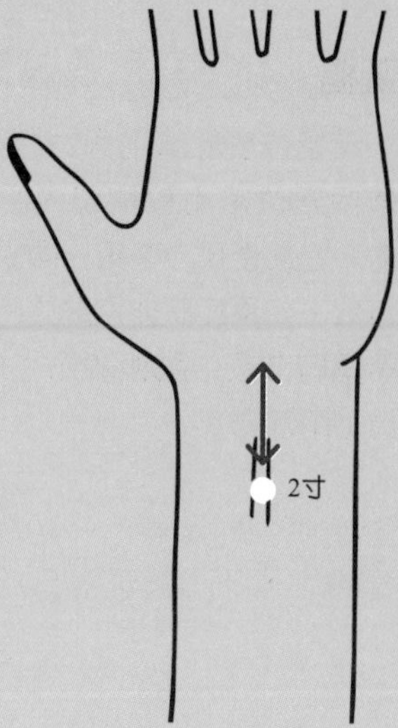

內關

內關位於手腕橫線前2寸，兩條筋的正中央處。

這個穴位能調節自律神經，將胃腸裡的水毒排出，因此對於想吐、暈車暈船、孕吐的改善非常有效。按壓時，以感覺舒服為準。或是以貼的針灸貼片（186頁的皮內針）也可以。

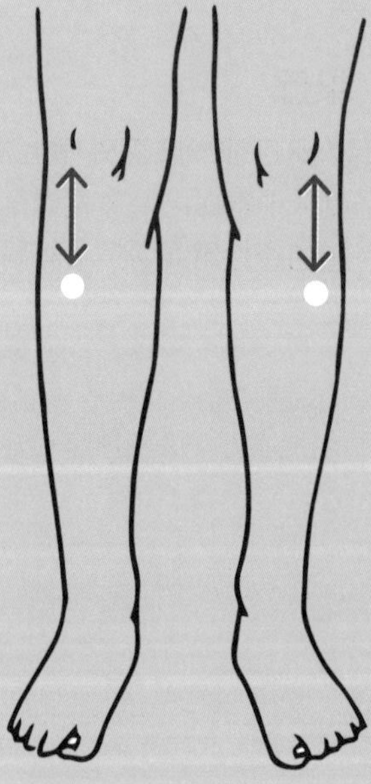

足三里

位於膝蓋下方外側的凹陷往外一指寬，往下四指幅處。

足三里是有名的萬能穴位，日本詩人松尾芭蕉在其著作《奧之細道》中提到，出發旅行前，他一定會好好補一補它。足三里對應症狀廣泛又有效，包括有胃腸的各種症狀、腳部疲勞、膝蓋疼痛、鼻炎或是鼻竇炎等。

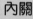

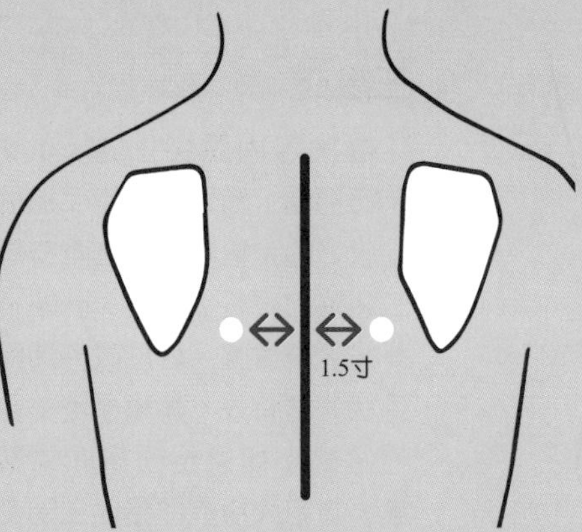

膈俞

位於背部，左右肩胛骨最底端連成的橫線與脊椎中線，各往左右1.5寸的交接處。膈俞能改善血液循環，以舒緩體內瘀血狀況。

建議用手指頭按壓或是以貼的針灸貼片為佳。

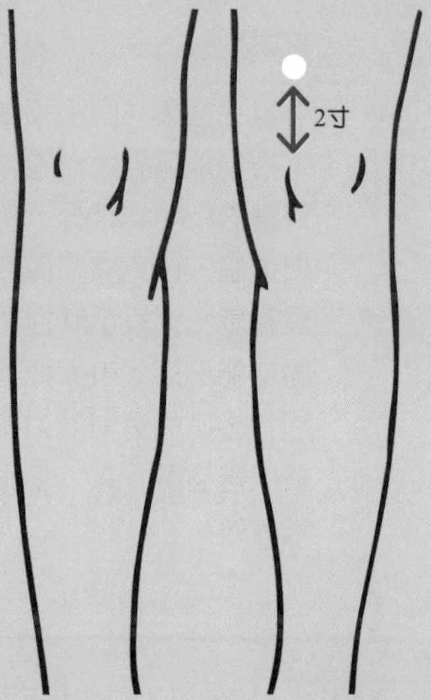

血海

位於膝蓋骨內角上方2寸處。如同字面上的意思，血海意味著「血如海一般大量聚集的地方」，對於生理痛、月經不順、不孕症、更年期障礙的改善，是非常萬能的穴位。建議用手指按壓，或者也可以使用艾灸。

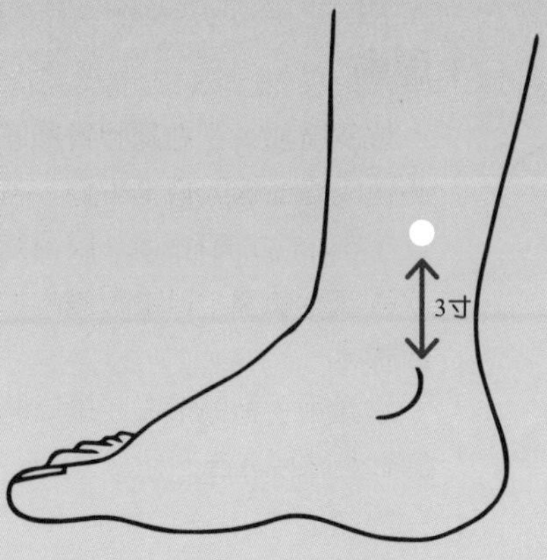

三陰交

位於足內踝尖上方3寸處（四指幅，約是把四隻手指併攏放好的食指處）。三陰交是三個陰的經絡（脾經、肝經、腎經）交會處，對於改善婦科症狀非常有效。建議使用艾灸的方式。如果生理痛非常嚴重，請用大拇指按壓從三陰交到血海的這條直線，能有效改善症狀。

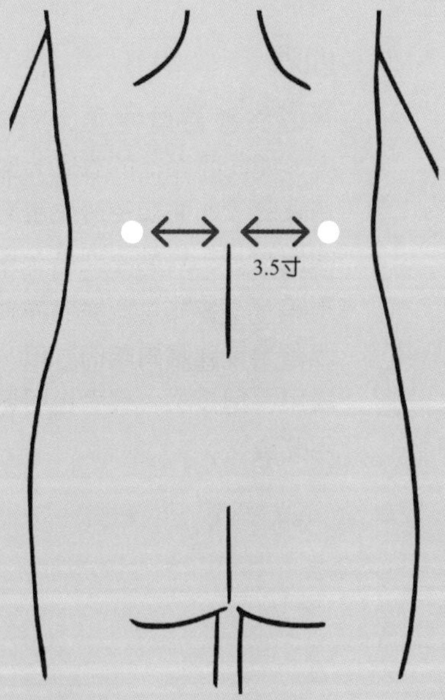

痞根

雙手插腰往胸部移動，約在大拇指能碰到肋骨邊緣，距離脊椎約3.5寸的地方。用拳頭輕敲這個穴位，胸部與腹部會有震動感，這表示肝很疲勞、胃腸功能低落。用大拇指碰到痞根穴，然後稍稍用力按壓，對於改善宿醉、胃下垂、腰痛非常有效。

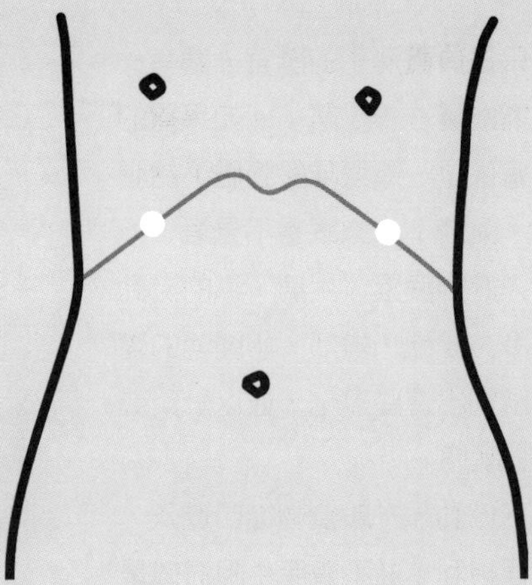

期門（澤田流）

位於乳頭往下延伸與肋骨交接處。將中指放在右期門上，微微往肋骨內側按壓給予刺激。對於調整肝功能、緩和精神壓力、自律神經、失眠症、月經不順非常有效。這個穴位也可以用來止住打嗝。

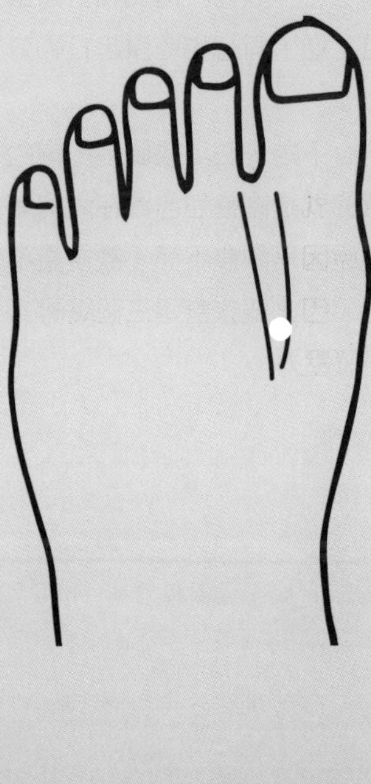

太衝

位於腳趾大拇指與食指根部交接處。按壓這個穴位能有效調整肝功能、改善因為氣上逆導致的上熱下寒、煩躁不安、失眠等。建議用手指按壓。

專欄❷ 胃並不單純只是消化器官

漢方醫學中，胃並不單純只是負責消化的器官，還有一個重要功能，即產生生存的必需能量——「氣」。如果胃的功能虛弱，則胃氣滯留，胃就會像是一顆氣球般膨脹，給腹部帶來壓迫，這個狀態就稱為「氣滯」。肉眼看不見氣，但氣確實在人體內不斷流動。當人感到疲累、生病，氣的流動就會變慢，造成氣滯，身體變冷、變硬、變熱、水腫等的變化就會出現在皮膚上。如果能辨別出這些變化，並以針灸或艾灸來應對，就能調整氣的流動狀態。

胃氣通常在人體內只會往下流動。一般食物從口進入，消化後被運送到肛門。如果流程順利，並不會產生阻滯或是逆流。

相反地，與胃氣同屬兄弟關係的「脾氣」（脾臟的氣）則是在體內由下往上流動。

如果身體健康，胃氣與脾氣會互相協調，將氣送到身體各處。但是，如果胃氣與脾氣無法合作順暢，胃氣就會滯留而造成心下痞。另外，如果胃氣上逆，有時也會引起打嗝或是嘔吐。

本書所談到的三個腹證：「心下痞・心下痞硬」「胃內停水」「正中芯」都共同要注意的就是調整包含胃在內的消化器官。造成這三種腹證的主要原因是飲食不節（飲食量不適當與飲食時間不規律）與壓力，因此要改善這三個腹證，重要的是好好調整飲食狀況與抒發壓力。

第4章　適合各種腹證的漢方藥

請在能接受諮詢的地方購買漢方藥

在第3章，我已經跟各位介紹了各種代表性的腹證，這一章我將針對在各種腹證的代表性漢方藥中，方便購買的漢方藥做詳細解說。

首先，我建議各位到有專家可以諮詢的漢方藥店選購。之所以這麼建議，是因為要靠自己的判斷找到適合自己的漢方藥並不容易，所以通常會希望大家能與懂漢方藥的專家一起找出合適的漢方藥。

近來，由於網路上也能輕鬆購買漢方藥以及其他藥品（編註：此是日本情況，台灣依法不得在網路上販售藥材、藥物），所以銷售量不斷攀高。

然而，我並不建議在網路上購買漢方藥及其他藥物。只要各位不是居住在偏僻地區或是身體狀況不能出門，建議直接到漢方藥店去與專家商量後再購買。在網路上購買，有時會有風險。

我接著要說的這些情況雖然罕見，但仍有可能遇到。第一種有風險的狀況是，在網路上購買漢方藥，可能會買到在製造過程中有瑕疵的藥品。

另一種有風險的狀況是，不是跟藥商購買，而是跟個人購買。例如，聲稱能減肥的漢方藥中卻添加了毒品，而用來塗在皮膚上緩和皮膚病的藥膏卻添加了類固醇藥物等，這種因藥物導致死亡的例子曾經發生過不少次。

另外，也有人即使買了漢方藥卻不閱讀服用說明，若仔細查看服用說明就會發現，說明書上寫著「有嚴重的副作用」「某種體質或是有某種疾病者絕對禁止服用」的情況並不少。

再者，有時即使處方是對的，服用量卻太少，吃了也不會有效果。因為當作一般藥品販賣的漢方藥廠商，為了安全考量，會將服用量降低至醫生會開的劑量以下（如果特別註明「滿量處方」則與醫師開的用量相同）。也就是說，即使是同一款漢方藥，日本也會分醫院專用的「醫療用」與市面上販售的「一般用」。

即使是相同漢方藥，因為廠商不同，效果也不同的情況也很常見。如果以咖啡為例，煎煮的水藥是「手沖咖啡」，而一般市售的科學中藥粉則是「三合一咖啡」。這其中有作為原料的咖啡豆（生藥）、製法（生藥的抽取與添加物等）的差異。

有時因為時機與狀況不同，還要分別使用不同處方藥物，連服用時機也可能會影響藥效，所以建議各位不要自行判斷購買漢方藥，而是找一位中醫師商量之後再購買服用較安全。

漢方藥的效果不同是因為腸道的關係嗎？

接下來要岔開話題，跟各位談談漢方藥的效果與腸道的關係。

最近常聽說「腸道是第二個大腦」「腦腸相關」，因此腸道的重要性很受關注。眾所周知，腸內細菌的作用與人的心情、情緒、免疫系統等關係密切，也就是與人的健康息息相關。

漢方藥裡的成分能藉由腸內細菌的分解而被腸道吸收。腸內細菌與數量因人而異，因此，即使服用同一種漢方藥，效果也會不一樣。

然而，如果將漢方藥當做腸內細菌的養分，將能增加腸內細菌，因而改變腸內細菌的平衡。即使一開始服用時，效果普普的漢方藥，連續長期服用後也會出現效果。另外，一旦開始服用漢方藥，有時會出現名為「瞑眩」的好轉反應。甚至連我在第1章介紹的江戶時代名醫吉益東洞都曾留下這樣的名言：「不起瞑眩反應的藥是無效的」。服用漢方藥後，腹部變得柔軟、出現下痢等的反應，都是因為漢方藥改變了腸道內細菌的平衡，也是藥效出現的證據。但是，因為症狀過於激烈，如果擔心瞑眩反應，在服藥前請找專家諮詢。

自古漢方就強調「腸」的重要性。中國古典醫書《脾胃論》就寫道：「所有疾病的治療，都要以調理脾胃為優先」。而《脾胃論》的成書時代，當然是連腸內細菌為何物都不知曉的時代，但是當時以經驗悟透的道理，卻與現代科學的研究結果不謀而合，實在令人驚訝。

漢方1 防風通聖散

●對應的腹證……實滿（太鼓腹）

●對應的症狀……體力充實、腹部的皮下脂肪多、經常便祕，還有以下諸症狀：高血壓或肥胖伴隨而來的心悸、肩頸僵硬、臉部潮熱、水腫、便祕、鼻竇炎、濕疹、皮膚炎、青春痘（痤瘡）等、肥胖

雖然這帖藥方是知名的減肥處方，但原本的用法並不是這樣，而是藉由「治療臟毒」來治療皮膚病、精神疾病與感染症。對於皮膚病患者，我經常採用這個處方。漢方醫學將身體表面的皮膚稱為「表」，消化器官則稱為「裏」，防風通聖散則是「表裏雙解劑」，能讓身體表與裏的毒排出。因此，患者常在服用此方後，在不知不覺間就治好屬於表症的花粉症或是鼻炎。

〈處方〉

防風通聖散是由十八種生藥所組成，屬於組成藥物較多的藥方。

當歸、芍藥、川芎、山梔子、連翹、薄荷、生薑、荊芥、防風、麻黃、大黃、芒硝、白朮、桔梗、黃芩、甘草、石膏、滑石

通常構成處方的生藥在其處方中各有各的功用，大致分為君藥、臣藥、佐藥、使藥等。

「君藥」如同處方中的君主一般，負責主要的功用，而「臣藥」則是猶如輔佐君主的大臣，接著就是「佐藥」與「使藥」。

防風通聖散理的生藥種類繁多，難以將其分類為君臣、佐使，但是我想，君藥是大黃與芒硝，再加上多了甘草的調胃承氣湯為底。「〇〇承氣湯」之類的的漢方藥多用於實滿的症狀。

市售的「〇〇漢方便祕藥」裡大多放了大黃。大黃能通便並排出體內瘀血；芒硝能引水至腸內，讓已經變硬的大便變得柔軟。藉由這樣的生藥組合，讓老廢物質從屬於

「裏」的消化器官排出「藏毒」。

當歸、芍藥、川芎負責養血，而白朮、生薑則讓身體裡不需要的水分緩慢地排出，以強化胃腸的功能。其他的生藥則負責讓體內多餘的熱冷卻並發散至體外，也就是讓熱發散至「表」。

但是，承氣湯再搭配了大黃與芒硝的處方，使用起來要非常小心。因為從體內將大便跟汗排出體外需要耗費能量。

我自己剛開始學習漢方時得知這帖漢方，覺得只要吃藥就能瘦，內心激動不已。於是，馬上吃下防風通聖散，結果慘兮兮。首先，我狂拉肚子，停止服用後，則轉變成便祕，身體因此耗損了元氣，結果就感冒了。

聽到我這麼說，可能有人會因為想要瘦身而去藥房購買防風通聖散，但請務必小心服用。一般來說，適合吃防風通聖散的女性非常少。如同我在第3章提到的，要吃這個藥方，必須是實滿的腹證，只有腹證吻合了，吃了才會有效。而且，想要瘦到標準體重以下，靠這帖藥方不可能做到。如果隨意長期服用，反而可能讓身體狀態整個崩潰，請務必慎用。

漢方2 防己黃耆湯

- **對應的腹證……**虛滿（青蛙腹）
- **對應的症狀……**體力中等以下，容易疲倦、有多汗傾向，同時伴隨以下各種症狀：因肥胖而導致的關節腫痛、水腫、多汗、肥胖（肌肉不結實，也就是水腫）

這帖藥方對於膚色偏白，整個人胖胖的，也就是所謂水腫體質的人來說是很適合的處方。應該有不少人是身體容易疲倦、不喜歡活動身體的。這樣的人通常肌肉很少，而且沒有肌力，結果導致基礎代謝率低落，明明沒有吃很多，身體卻是肥胖的。這樣的人，最喜歡吃水果、甜點、甜的飲料等糖分高且偏寒的食物。

這類型的人由於能量不足，使得代謝機能無法順暢運作，因此處於「氣虛」的狀態。漢方醫學將維持生命的能量稱為氣，並認為氣是從腸胃產生。一旦氣不足，人不只容易感到疲累，維持身體緊實的功能也會變得低落，使得全身的肌肉鬆垮。而且，變得鬆垮的不單只是腹部，屁股與大腿也都會變得鬆鬆的。另外，汗腺無法緊閉，汗水狂流不止，也是因為氣的不足。

所謂氣虛狀態是指，身體的代謝不順暢，導致水分滯留體內，造成水腫。多餘的水會妨礙氣的運行，因為這個多餘的能量無處可去，於是變成脂肪堆積在體內。這正是「明明沒什麼吃，卻還是胖」的原因。另外，多餘的水也會滯留在關節中，造成膝蓋或是腳踝等的關節疼痛。

這類型的人一旦沒頭沒腦地減少飲食，反而會變得更胖，即使是暫時變瘦，也會復胖。因此，對於這類型的人來說，重要的是調整腸胃功能、讓身體能好好使用攝取到的能量，如此一來就不會有過多脂肪堆積在體內。

〈處方〉

防己、黃耆、蒼朮或白朮、生薑、大棗、甘草

這帖處方是包含了六味生藥的藥方，其中的防己與黃耆是主要藥物。

防己是為君藥，可以將下半身多餘的水分逆著地心引力往上拉，然後排出體外。對於因滯留在膝蓋與足跟的水所導致的關節痛，有很好的緩解效果。

黃耆能夠提高腸胃功能，補氣並改善氣虛，也能鎖緊汗腺，也就是能加強皮膚的功能，讓身體不會異常地流汗。

白朮能將淤滯於體內的水分導到對的地方去，並將多餘的水分排出體外。

生薑、大棗、甘草則負責調整腸胃功能。

如此，防已黃耆湯藉由補氣改善氣虛，藉由排出多餘水分的利水功能調整體內水分的平衡。所以這是一帖能改善肥胖、關節痛與水腫的漢方藥。

總得來說，就是在日常生活中，請盡可能增加活動身體的機會，做一些簡單的運動來維持肌肉狀態。另外，喝水或是喝飲料時，不要一口氣喝很多。也不需要勉強自己做激烈的運動，洗澡時的水溫要調整成不會使人冒汗的溫度，時間也不宜過長，總之就是不要讓自己過度流汗為上。

漢方3 八味地黃丸

●對應的腹證……小腹不仁・小腹拘急

●對應的症狀……體力在中等以下、容易疲勞、四肢偏冷、尿量少或是多尿、偶爾會感到口渴，另外還伴隨以下各種症狀：下肢痛、腰痛、麻痺、高齡者視線模糊不清、皮膚搔癢、排尿困難、殘尿感、夜尿、頻尿、水腫、高血壓所伴隨的症狀（肩頸僵硬、頭重感、耳鳴）、輕微漏尿

漢方藥八味地黃丸可改善排尿問題，近年來被當作一般藥品販賣。這個處方在漢方醫學中是代表性的腎虛處方。

漢方醫學中所說的「腎」，並不單指西洋醫學所說的「只具有生成尿液並排泄尿液」的腎臟功能而已，這個「腎」也與以下各功能有極深刻的關係。

●促進成長與發育

● 排卵與月經、精子的生成與活動力，以及懷孕等生殖機能
● 溫暖身體的功能
● 將空氣深深吸入體內的功能
● 耳朵與頭髮的狀態

上述這些與腎功能有關，一旦出現衰退症狀就稱為腎虛，並會出現前述的各種症狀。實際上，這些症狀之中有許多都是隨著年齡增長而出現。

如果放在西洋醫學裡來處理這些症狀，會分門別類地歸到泌尿科、骨科、內科等，並依不同症狀給予各種處方藥物，然而，在漢方醫學的範疇之中，只要這一帖八味地黃丸，就能處理所有腎虛症狀。

在原典的《金匱要略》中記載著，吞服八味地黃丸時要用酒。尤其是當人的虛寒症狀嚴重，我建議以溫開水再搭配一茶匙的日本酒服用即可。

〈處方〉

地黃、山茱萸、山藥、澤瀉、茯苓、牡丹皮、桂皮、附子

漢方醫學中，生藥的數量詞是「味」，所以八味地黃丸就正是由八種生藥所組成的處方。其中，從地黃到牡丹的六味生藥組成六味地黃丸。六味地黃丸是小兒科的處方，用來補腎陰的，再加上桂皮跟附子能補腎陽的生藥就成了八味地黃丸，是一帖既能補腎陰也能補腎陽的藥方。「腎」有腎陽與腎陰兩種作用，兩者間的平衡很重要。「腎陽」是溫暖身體，讓腎作用的最大能量來源；而「腎陰」是滋潤身體，具有給予身體營養的作用。如果把「腎陽」當做是加熱鍋子的火，把「腎陰」當做是鍋中的水，就不難明白，如果火（腎陽）太弱就會使得鍋子熱不起來，鍋中的水（腎陰）太少則會造成空燒的狀態。

漢方醫學中將腎陽不足稱為「腎陽虛」，容易因為體寒而出現頻尿、腰痛、夜尿的狀況。八味地黃丸主要就是應對腎陽虛的處方。

相反地，腎陰不足的狀態稱為「腎陰虛」，容易出現腰腿沉重、下半身無力、滋潤不足或是營養不足的身體潮熱感、眼睛乾澀、手足發燙等症狀，六味地黃丸則是應對腎陰虛的處方。

漢方4 抑肝散

●對應的腹證……腹皮拘急（尤其是左腹直肌上方的緊張感）、心下痞

●對應的症狀……體力中等是指標，精神亢奮、易怒、焦躁不安等等，同時伴隨以下各種症狀：神經症、失眠症、小兒夜啼、小兒疳症（神經過敏）、磨牙、更年期障礙、血道症※

抑肝散原本是用來應對小孩痙攣與夜啼的處方，近年來則成為眾所周知的失智症處方。抑肝散目前在日本已經獲得認可成為一般用醫藥品，並以藥水的樣式販賣，由此可知，這個處方的需求量可說是非常大。腹皮拘急一般認為是腹直肌的緊繃，尤其是左邊的腹直肌，但是，開處方時，不需要拘泥於是哪個部位的緊繃。

※所謂的血道症，即女性在青春期、生理期、生產時及更年期時，因為荷爾蒙的變動而出現精神不安、易怒等精神神經症狀以及身體症狀。

但是，與其說抑肝散能改善失智症本身，倒不如說，是用來改善失智症常見的問題行為，如興奮或是焦躁不安。這個原本用來處理小孩問題的處方卻用於處理高齡者的問題，雖然感覺很奇怪，但想想小孩與高齡者的共通處，就能自然接受。

關於抑肝散的相關記載，最初是《保嬰撮要》裡所出現於的「子母同服」這個詞彙。「子母同服」的意思是，當孩子的症狀吻合而醫師開了抑肝散這個處方，醫師也會請母親一起服用。因為孩子生病時，母親會過度操心、不安而神經緊繃，因此漢方醫學認為母親也需要一起治療。這真是很清晰的洞察。

實際上的確如此，當孩子處於需要服用抑肝散的精神狀態，通常母親也會需要，而且兩人的狀態會讓人分不出來到底誰才是真正的病人，因為勞心而生病的情況幾乎人人都有過經驗。

另外，從「母子」衍生出來，換成父親照顧生病的孩子，或是照護失智症患者的家人等，與患者有密切關係的人們，也都建議要一起服用抑肝散。

此外，孩子的注意力缺乏過動症也常使用這個藥方。上課中，不斷來回走動或是無法靜下心來聽課的孩子，缺乏注意力，或是容易發怒、過動，或兩者兼有的合併症狀，抑肝散都能應對。

〈處方〉

釣藤鉤、柴胡、甘草、當歸、川芎、茯苓、白朮

釣藤鉤具有鎮靜、鎮痙的作用，漢方醫學認為它具有平肝木的作用。釣藤鉤、柴胡、甘草這三味生藥能舒緩緊張的肝氣、鎮定興奮的神經；當歸能補養肝血、促進血流；川芎能使氣流動順暢，藉此疏通肝血；茯苓與白朮能去除停滯於體內的水。

漢方5 小建中湯

● **對應的腹證……**腹皮拘急、腹皮疲軟

● **對應的症狀……**體力虛弱、易感疲勞、伴隨腹痛、血色不足、偶有心悸、手足發燙、虛寒、睡眠中盜汗、流鼻血、頻尿及多尿，同時伴隨以下諸症狀：小兒虛弱體質、疲勞倦怠、慢性腸胃炎、腹痛、神經質、小兒夜尿症、夜啼

處方名字中有個「中」字，意指中焦，也就是腸胃所在的位置。這帖藥方具有重新建立中焦的作用，因此取名為「〇〇建中湯」。

前面的「效能」中，提到了不少孩童的相關症狀，但是在漢方醫學中，不會把人分成小孩或大人，而是視小孩的腸胃機能尚未發達。體質虛弱、夜啼、夜尿（尿床）等看起來毫無關聯的症狀，共同的原因居然都是腸胃虛弱。因此，當患者是孩童，無論是什麼症狀，都可先服小建中湯，大多能得到驚人效果。曾有一位高中生患者為常年的夜尿

症所苦，也是靠一帖小建中湯就治癒，之後才能安心參加畢業旅行。

即使是大人，只要是因為腸胃虛弱而有症狀產生，我也經常使用以小建中湯為首的建中湯藥方。

〈處方〉

桂皮、芍藥、生薑、大棗、甘草、膠飴（麥芽糖）

小建中湯是由桂枝湯的芍藥加倍，煎煮後再加上麥芽糖而成。桂枝湯是許多處方的基本，能在體表形成防護網，並強化衛氣。小建中湯藉由將芍藥加倍，直接對腹直肌的緊繃起緩合的作用。

君藥的膠飴是將米等的澱粉加以飴狀化而來，其中的甘甜味能緩和緊張與急性疼痛，讓人恢復元氣。

相關的小建中湯劑有，將補氣的生藥黃耆加入小建中湯成為「黃耆建中湯」；將補血的當歸加入小建中湯成為「當歸建中湯」；將溫暖身體的作用強化的小建中湯加強版就是「大建中湯」。

漢方6 半夏瀉心湯

●對應的腹證……心下痞／心下痞硬

●對應的症狀……體力中等，肋骨劍突下方有飽脹感、偶爾有噁心、嘔吐、食慾不振伴隨腹鳴、有軟便或是下痢的傾向，同時有以下各種症狀：急性或是慢性腸胃炎、下痢、軟便、消化不良、胃下垂、神經性胃炎、胃弱、宿醉、打嗝、胸悶、口內炎、神經症

半夏瀉心湯的「心」是指肋骨劍突下方那一帶，「瀉」則是排除的意思。這帖藥方是去除肋骨劍突下方（心下）飽脹感（痞）的漢方藥。

我們平日吃吃喝喝的食物是透過往下的「胃氣」和往上的「脾氣」互相調和作用，才得以消化吸收。如果這個平衡崩壞，上下兩氣的交流不順暢，就會形成「心下痞」的狀態。

符合半夏瀉心湯症狀之一的就是「腹中雷鳴」。這是指，明明不是空腹狀態，肚子卻發出「咕嚕咕嚕」如雷鳴般的聲音。這聲音是當消化器官內有富含水分的未消化食物，因為熱而開始運作時所發出的。這個狀態就稱之為「寒熱合結」，也就是寒邪與熱邪相結合，而呈現出陰陽不調的狀態。

暴飲暴食，尤其是吃了油分多的食物，同時又喝了過多冷水、啤酒、果汁等冰冷飲料時，就容易出現。就算沒有暴飲暴食，如果經常胃不舒服或是精神壓力大，也有可能因此引起口臭、口內炎或是口角炎，此時，半夏瀉心湯對於以上諸症狀的改善效果，非常值得期待。

〈處方〉

黃連、黃芩、半夏、乾薑、人參、甘草、大棗

君藥的黃連與黃芩都是屬於寒涼苦味的藥，能有效冷卻心下瘀結的熱，讓肋骨劍突下方（心下）的飽脹感消失。

半夏與乾薑都具有辣味，性質又溫熱，能使氣運行順暢，解除痞症。

半夏瀉心湯證是一種寒與熱相混雜的狀態，因此，藉由寒涼藥與溫熱藥相搭配來達成共同的目的，也就是消除痞症。

人參、甘草、大棗則能提升腸胃功能、補氣。

漢方7 五苓散

● **對應的腹證……**胃內停水、心下痞

● **對應的症狀……**任何體力狀態都能使用、口渴、尿少、頭暈、噁心想吐、嘔吐、腹痛、頭痛、水腫，同時伴隨以下各種症狀：水樣下痢、急性腸胃炎※、中暑、頭痛、水腫、宿醉

以上眾多症狀的共通點就是，因水分停滯體內而產生，在漢方醫學中，稱這樣的狀態為「因水毒而發生的症狀」。開出五苓散這個藥方後，只要觀察腹證與舌頭的狀態就好。五苓散證的人，多數有齒痕舌，舌苔白膩。

※急性腸胃炎時，如果不是下痢，而是有便意，且反覆腹痛時，就不適合五苓散。五苓散是利水劑的代表處方，可以排出體內多餘水分，讓堵在體內的水分往正確的地方去。除了在「對應的症狀」中提到的那些症狀，暈車、暈船有時也能使用。諾羅病毒或是嘔吐下痢症、中暑等也可以使用。另外，下雨前或是颱風、季節轉換時節等，對於難以適應氣壓變化的人所產生的頭暈或頭痛，五苓散也非常有效。

五苓散與一般利尿劑的不同之處在於，五苓散沒有強迫身體排出過多的水，只是把體內跑錯地方的水導回正確位置而已。而利尿劑則是為了減少血液量、降低血壓，強迫身體利尿，但是雙腳仍然浮腫。我經常能遇見這樣的患者，並深切感受到五苓散與利尿劑的差別。

五苓散證的身體狀態是水分淤滯在不需要的部位，而真正需要水分的部位卻是處於缺水狀態，因此有時會出現口渴的症狀。因為口渴，就大口大口喝水，但喝了水又吐，這稱為水逆。嬰幼兒經常出現這種症狀。

〈處方〉

澤瀉、豬苓、茯苓、白朮、桂枝

五苓散是由五味生藥組成的簡單藥方，效果卻是驚人地有效。澤瀉是對腎起作用；茯苓、豬苓也是打開水路；白朮則是作用在腸胃；桂枝是讓氣在體內循環，各味生藥有各自的作用，因此效果很高。除了桂枝，其他四味藥都是利水藥，在漢方醫學中，經常出現像五苓散這樣以同樣系統的生藥提高效果的處方。

漢方8 小青龍湯

●**對應的腹證……**胃內停水、心下痞

●**對應的症狀……**體力中等或是些微虛弱、伴隨輕微水樣的痰而來的咳嗽或是流鼻水，同時伴隨以下各種症狀：支氣管炎、支氣管性氣喘、鼻炎、過敏性鼻炎、水腫、感冒、花粉症

「心下有水氣」。胃中滯留的水分，為了尋找出路而成為鼻水或是痰。這也是起因於水毒。在漢方醫學中，將鼻水或痰等的分泌物這樣分類：

●**水狀又透明時，是起因於寒**

●**黏稠又呈現黃色時，是起因於熱**

因為身體偏寒所伴隨而來的透明鼻水、打噴嚏、鼻淚管阻塞、鼻塞等，只要有以上這些症狀就能服用小青龍湯，尤其是鼻炎與支氣管性氣喘更適合使用。雖然小青龍湯經常用於治療花粉症，但除此之外，也很適用於「用掉一大堆衛生紙仍流不停的清鼻水或眼淚」的情況。

相反地，如果是因為體內有熱邪而產生的症狀，卻誤用溫暖身體的藥方，會使症狀更加惡化，請各位務必小心。當鼻水變成黃色黏稠狀、皮膚搔癢、變紅，請選擇降溫的藥方。同樣地，即使是花粉症，病患是寒症或是熱症，使用的藥方也是南轅北轍。

服用小青龍湯時，要非常注意水分是否攝取過多。

我曾經遇過一個病例，是一位罹患了支氣管性氣喘的孩子，我開了小青龍湯，結果孩子服用了一個月，症狀雖然減輕了一半，但總無法治癒。因此，我再次問診，這才得知，原來患者每天都要喝一公升的牛奶。患者的媽媽因為想要改善孩子的虛弱體質才規定要孩子每天喝大量牛奶，但是由於牛奶是能讓身體降溫且屬滋潤性質的食材，因此，我立刻要患者停止喝牛奶。結果一週後，孩子的支氣管性氣喘幾乎不再發作，完全恢復健康，也能跟同學一起上體育課了。

〈處方〉

半夏、甘草、桂皮、五味子、細辛、芍藥、麻黃、乾薑

藥方名中的「青龍」是指做為君藥的麻黃。順帶一提，小青龍湯這帖藥方增加了麻黃用量，就變成大青龍湯。大青龍湯多使用在罹患流行性感冒初期。

麻黃也具有使鼻黏膜的血管收縮，減輕鼻塞症狀的作用。麻黃與桂皮一起將寒邪與汗一起驅除至體表排除。

細辛與乾薑一起暖和胃部，並驅除水氣。

乾薑是將生薑乾燥後製成，但是日本的乾薑是先蒸過再曬乾，熱性更強。

桂皮與細辛已經證實為具有抗過敏作用的生藥。

具有酸味的五味子具有收斂作用，可與芍藥一起溫暖肺部並且鎮咳。半夏則是將胃中多餘的水分排出。

小青龍湯中的各味生藥就是如上述般互相協調，將體內不需要的水氣加溫散出。

漢方9 桂枝茯苓丸

●對應的腹證……瘀血

●對應的症狀……相較來說，算是有體力，偶爾會感到下腹疼痛、肩頸僵硬、頭重、頭暈、臉部潮熱、腳發冷等，並伴隨以下諸症狀：月經不順、月經異常、生理痛、更年期障礙、血道症、肩頸僵硬、頭暈、跌打損傷、凍瘡、皮膚長斑、濕疹、皮膚炎、青春痘

桂枝茯苓丸是日本化瘀血處方中最常被使用的化瘀血代表性處方。只要理解桂枝茯苓丸的療效，就能廣泛應用於因瘀血而起的症狀。

實際上，我正如火如荼地書寫這本書時，不幸遭遇了交通事故，右半身嚴重挫傷、右肩鎖骨脫臼，被送往醫院急救。回家後，我幫自己腹診的結果發現，整個下腹部硬得不得了，尤其只要稍微碰到瘀血壓痛點就非常疼痛，於是我服用了桂枝茯苓丸加薏苡

仁，同時服用通導散。

由於挫傷的範圍太廣，我用了兩三倍的量，一直服用到下痢為止，疼痛才總算散開。常聽聞患者提到遭遇交通事故後的經驗，他們大多表示在創傷的急性期時，會因為疼痛而無法入睡，但我因為自己開藥服用，而獲得了好眠，創傷恢復得也很好（我隔天就回復正常生活，開始寫書）。這件事也讓我深深感覺，自己能學習漢方醫學，真是太好了。

〈處方〉

牡丹皮、桃仁、桂皮、茯苓、芍藥

牡丹皮、桃仁兩者都是具有強烈化瘀血功能的藥物，互相協力就能將頑固的瘀血化除。

桂皮能行氣，讓血流順暢，以結果來說，有散去瘀血的作用。茯苓能吸收因瘀血所產生的水分，消除水腫。

芍藥分成赤芍與白芍，兩者的功能各異。

赤芍是野生帶皮的，具有化瘀血的作用。白芍則是人工栽培並經過加工去皮的，能緩和肌肉緊繃。

桂枝茯苓丸是以改善瘀血為目的的處方，所以選擇使用赤芍比較合適。

漢方10 大柴胡湯

●**對應的腹證**……胸脇苦滿、心下急（心下部緊張）

●**對應的症狀**……體力充實，胸腹到肋骨劍突下方周邊感覺苦悶、有便祕傾向，同時伴隨以下各種症狀：胃炎、習慣性便祕，高血壓與肥胖伴隨而來的肩頸僵硬、頭痛、便祕，以及神經症、肥胖症

柴胡劑用於胸脇苦滿，使用時最重要的是找到適合體質的處方。大柴胡湯是柴胡劑中最適合體力好者的處方，也是適合實證的人所使用的處方。實證是指胸脇苦滿伴隨著消化器官有熱淤積的狀態，腹診時不單只有右側，連左邊肋骨下延伸到劍突下方周圍都有緊繃感。

記載了大柴胡湯的原典《傷寒雜病論》中，有許多標示著大與小的處方。除了大柴胡湯與小柴胡湯，其他還有大青龍湯與小青龍湯、大建中湯與小建中湯、大承氣湯與小

承氣湯，都是眾所周知的處方。

寫了「大」的處方要比「小」的處方要來得有攻擊性，多數適合比較接近實證的疾病狀態。因此，在《傷寒雜病論》中特別寫著，如果不知道該用「大」還是「小」時，首先用「小」，然後看看症狀改善狀況，如果沒有出現效果，再改用「大」即可。

現在市面上把大柴胡湯當作減肥處方在販賣，適用對象是因為壓力而暴飲暴食導致肥胖的人。因壓力而暴飲暴食的人，腸胃會有熱邪淤積，淤積的熱邪又會導致食慾大增而吃下更多食物，陷入惡性循環。大柴胡湯能夠斷絕這種惡性循環。

〈處方〉

柴胡、黃芩、大黃、枳實、芍藥、半夏、生薑、大棗

柴胡、**黃芩**能一起鎮定下體內的發炎症狀，並消除胸脇苦滿的症狀。大黃則能通大便，冷卻消化器官裡的熱邪，然後排出體內老廢物質。

要注意的是，有的製藥廠商不會把大黃放入大柴胡湯劑中，所以選擇藥方時要注意是否含有大黃。大柴胡湯裡有沒有大黃，對於整帖藥方會造成極大的影響。當放有大黃的大柴胡湯藥效過強，可以選擇去掉大黃的「大柴胡湯去大黃」。如果擔心吃了大柴胡湯後，會發生下痢或是軟便，可以先試試看「大柴胡湯去大黃」這個藥方。

枳實是柑橘科苦橙的未成熟果實，具有讓氣開始流動的「破氣」強效作用，與芍藥一起服用，可以消除心下的緊繃感。

半夏、生薑、大棗能調整腸胃的狀態。

漢方11 柴胡桂枝湯

● **對應的腹證……**胸脇苦滿、心下痞、腹皮拘急

● **對應的症狀……**體力中等或是稍微虛弱、多伴隨著腹痛，偶爾有微熱、寒氣、頭痛、噁心想吐等，同時伴隨以下各種症狀：腸胃炎、感冒中期到後期的症狀

柴胡桂枝湯中也有柴胡這味藥，此處方應用範圍廣泛，適用於各種症狀。經常適用於胸脇苦滿、心下痞、再加上腹直肌的緊繃的「心下支結」等腹證。

因為柴胡桂枝湯很容易使用，所以俗稱為「看守處方」，意思是，若有尚未熟悉漢方醫學的人在藥局工作，剛好遇到老闆要出門時，老闆就會交代說：「萬一我不在，任何人來買藥，都先給柴胡桂枝湯」。我記得自己剛學習漢方醫學時，有一段時間也很常使用柴胡桂枝湯，這帖藥方對於以腸胃症狀為主的皮膚發炎、憂鬱症、莫名的發燒等都有效。

無法掌握患者的實際腹證，也還來不及與專家商量前，可以先使用柴胡桂枝湯，再看看服藥後的狀況（萬一服藥後狀況更糟，就要立刻停藥，並前往醫療院所看診。）

〈處方〉

〔桂枝湯〕桂皮、芍藥、大棗、炙甘草、生薑

〔小柴胡湯〕半夏、黃芩、柴胡、人參（大棗、炙甘草、生薑）

※大棗、甘草、生薑是兩個處方的共通生藥材

只使用小柴胡湯，對應範圍很狹小，與桂枝湯合併則能有加乘效果，應對範圍也因此擴大。桂枝湯是《傷寒論》中最初出現的藥方，能夠加強「衛氣」。所謂的衛氣是守護體表外圍、如防護罩般的氣。

柴胡桂枝湯可說是照顧到體表的衛氣（太陽病的部位）、消化器官的不適（陽明病的部位）、橫膈膜週邊（少陽病的部位）三者的處方。

第5章

任何人都能做到！腹部自我照護

自我照護，守護腹部

這一章將從預防的角度，為各位介紹日常生活中能簡單做到的自我照護法。

舉例來說，有些患者怕熱又很會流汗，我觸摸他們的腹部為他們做腹診時，總是驚訝地發現居然是冰冷的。劍突下方到肚臍上方常處於冰冷狀態的人，胃部是寒的。胃下垂的人有時則是連肚臍下方都是冰冷的。

漢方醫學認為，胃是製造氣的地方，如果胃部是寒的就無法製作出充足的氣，因此人會處於氣虛的狀態。

所謂的氣虛是指，活著需要的能量呈現「不足狀態」。當一個人總是對事情沒有熱情、提不起勁，總是感到疲累、懶、虛寒、很容易就感冒等，這些都屬於氣虛的症狀。

對於虛寒的腹部，自我照護的基本就是溫暖它。具體方法就是在家中使用「艾灸」「蒟蒻濕布貼」「濕熱袋」「用按摩油按摩」等。

〈對腹部寒冷有效的穴位〉

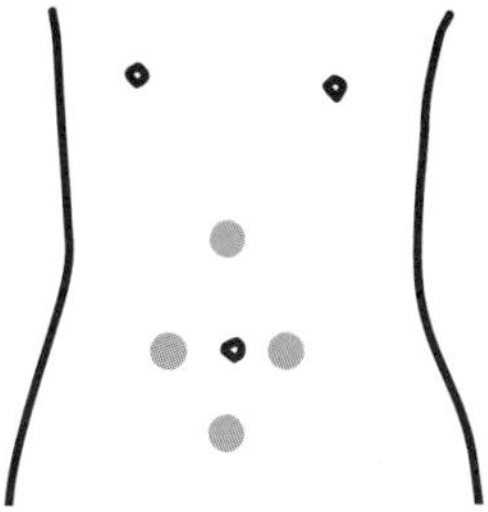

腹部的穴位

〔**中脘**〕位於劍突到肚臍之間，肚臍上4寸的位置
〔**天樞**〕位於肚臍旁2寸的位置，左右各有一個。
〔**關元**〕肚臍下3寸的位置

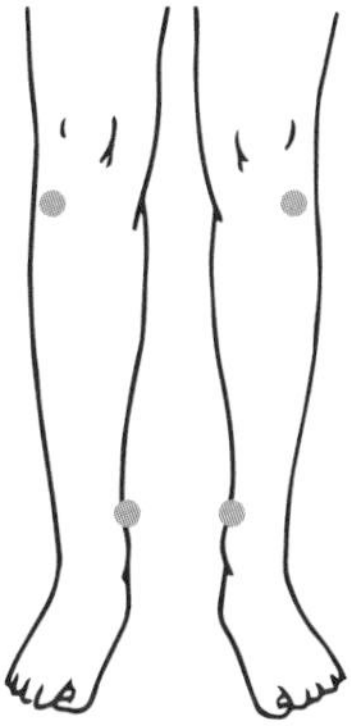

位於腳部、跟腹部有關的穴位

〔**足三里**〕位於膝蓋外側凹陷處往下3寸的位置
〔**三陰交**〕位於腳踝內側，踝骨往上約3寸的位置

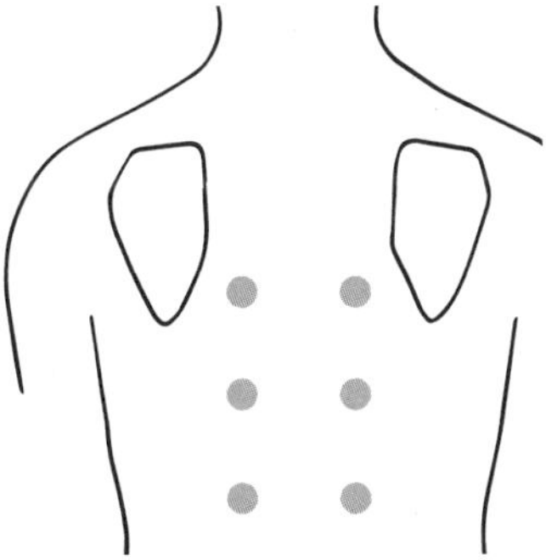

針對這六個穴位所做的艾灸稱為「胃部六灸法」，但是不一定要用艾灸，用手指按也有效（按壓時不一定要非常精準也沒關係）。

位於背後、跟腹部有關的穴位

所有穴位都位於脊椎旁，約1.5寸（約兩指幅）外側
〔**膈俞**〕位於第7節胸椎旁，肩胛骨下端橫線交接處
〔**肝俞**〕位於第9節胸椎旁，從膈俞往下約兩個脊椎骨處
〔**脾俞**〕位於第11節胸椎旁，從肝俞往下約兩個脊椎骨處

接下來我會為各位逐一介紹。但真正開始之前，要提醒各位，做自我照護時絕對不能勉強自己。一定要遵守「感覺舒服了才繼續做下去，感覺不舒服時就立刻停止」這個規則。

尤其是特別感到胃寒時，請用這些方法守護自己的腹部吧。

虛寒症的人用艾灸、肩頸僵硬用皮內針

下痢、吃壞肚子、覺得體寒時，要選擇使用艾灸。現在能買到的艾灸產品非常多，請選擇用起來得心應手的就好。如果要同時使用兩種以上的自我照護法，請每一種間隔三十分鐘以上。使用艾灸時要小心燙傷，另外，進行時最好避開洗澡前後。

艾灸分為直接將艾粒（把艾絨搓成粒狀）放在皮膚上點燃的「直接灸」，以及在皮膚上先放了生薑片、鹽粒、枇杷葉再把艾粒或艾條放上點燃的「間接灸」兩種。

其中，簡單不易失敗的是間接灸。

以生薑片的間接灸（隔薑灸）為例，在皮膚上擺上生薑片，再放上艾條或是艾粒，然後點燃艾條或是艾粒。如果感覺皮膚很燙，可以暫時移開生薑片，就不需要擔心燙

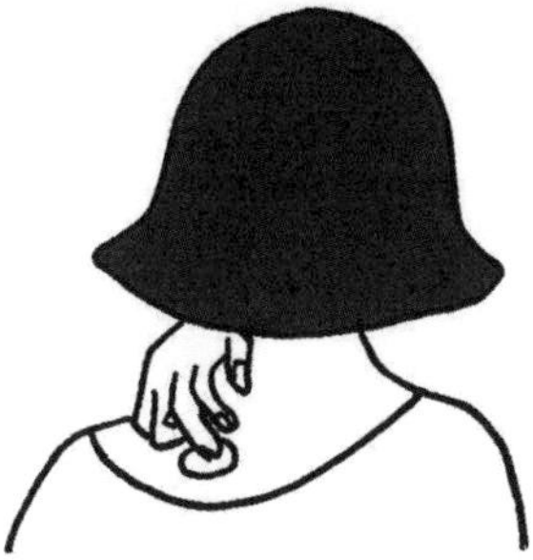

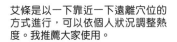

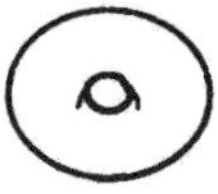

現在有不需擔心燙傷的艾灸工具，以及貼紙內有針的皮內針產品可以選擇。

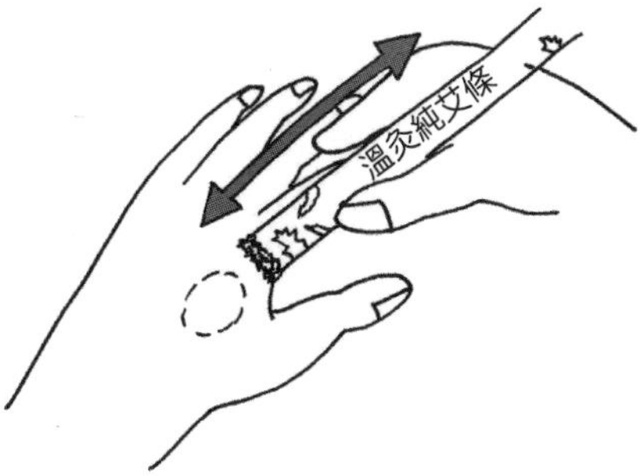

艾條是以一下靠近一下遠離穴位的方式進行，可以依個人狀況調整熱度。我推薦大家使用。

傷。這樣的做法有很多種，請先從簡單的做起就好。接著再試試其他方法。

如果住家房內有煙霧偵測器或家人不喜歡艾灸的煙與味道，可以改用不會冒煙的艾灸產品。

我推薦大家使用整個艾條做艾灸。艾條很容易買到，使用方法也很簡單。

艾條的型狀就像是又大又粗的香菸，點火後，將艾條靠近想要艾灸的身體部位，以「一下靠近一下移開」的方式反覆進行艾灸（艾灸時間太長可能會發生低溫燙傷，請注意）。

體內的瘀結與痠痛處，我推薦大家使用皮內針。所謂的皮內針是貼布內有〇・三到一・五公厘的超短針，另外也有特殊金屬材質顆粒的貼布。貼好皮內針後，放置數日（具體時間要看說明書的說明）以刺激穴位，這樣可以舒緩肌肉的緊繃僵硬，促進血液流動。如果是特殊金屬材質顆粒的貼布（穴位針灸絆），不需要用針就能刺激穴位，所以很排斥針的人可以很安心使用。

艾灸產品可以輕易在相關中藥行或是網路商店買到。在日本，為他人進行艾灸是違法的，但如果是自行艾灸則無妨。

有效暖和身體與排出老廢物質的「蒟蒻濕布」

蒟蒻濕布是兼具「溫暖身體」與「排出體內老廢物質」的自我照護工具。蒟蒻濕布的發明者是日本自然療法大師東城百合子老師，在其著作《在家做自然療法 任何人都能做到的飲食法與照護法》（家庭でできる自然療法　誰でもできる食事と手当法）中有詳細的介紹。

我曾經在看診時，對需要提高腹部溫度的患者進行蒟蒻濕布，結果效果很好，患者非常開心。

蒟蒻濕布這個做法，不單是材料容易取得，也能維持溫度。

只不過，使用過的蒟蒻濕布千萬不要拿來吃，因為它已經吸收了體內的老廢物質。據東城百合子老師說，只要是癌症患者使用過的蒟蒻濕布，隔天都會融化並縮水，或是產生腐敗的臭味。

一般使用完蒟蒻貼布後，會將蒟蒻泡回水裡，可以一直用到蒟蒻縮水變硬後再丟棄。接下來會介紹蒟蒻濕布的具體作法。

〈蒟蒻濕布的製作方法〉

❶將兩大塊蒟蒻水煮約十分鐘，然後取出蒟蒻，放在毛巾上包好。包的時候，小心不要燙傷，一邊用一條或兩條毛巾將蒟蒻包裹起來，包裹毛巾的厚薄程度，以包裹起來可以接受的溫度為佳。將蒟蒻濕布放在腹部時，如果覺得燙，就暫時先移開蒟蒻濕布，過一下再放回來。相反地，如果感覺熱度不夠，則減少包裹在蒟蒻外層的毛巾厚度，比方說，如果原本是包裹三層，這時改為包裹兩層，以這樣的方式來調整溫度。

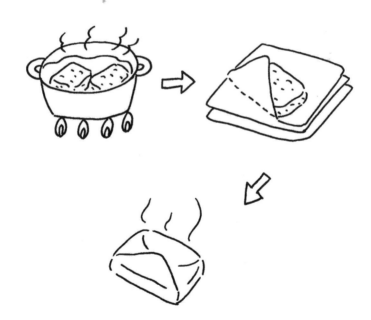

❷將適溫的蒟蒻濕布放在腹部約20分鐘。如果只有一塊蒟蒻，就放在肚臍上方，如果有兩塊蒟蒻則一個放在肝臟的位置，另一個放肚臍下方（臍下丹田附近）。同時在左脇腹上放冷的濕毛巾冷卻，這個做法與「肝溫脾冷」的概念一致。從漢方醫學的觀點來看，由於肝是藏血的臟器，所以要溫熱它，而脾是不留熱的臟器，所以讓它維持冷的狀態，這樣最是理想。因此，像這樣，以蒟蒻濕布的做法，在肝臟上放溫暖的蒟蒻，脾臟部分則放濕的冷毛巾，可說是最適合的做法。

❸腹部感到溫暖後就改趴睡姿，將蒟蒻濕布放在背後腎臟的位置，溫暖腎臟。接下來，如果想要溫暖腳底也可以。

❹最後，在剛剛溫熱過的部位上再放冷毛巾約一分鐘，冷卻這些部位後，就算完畢。

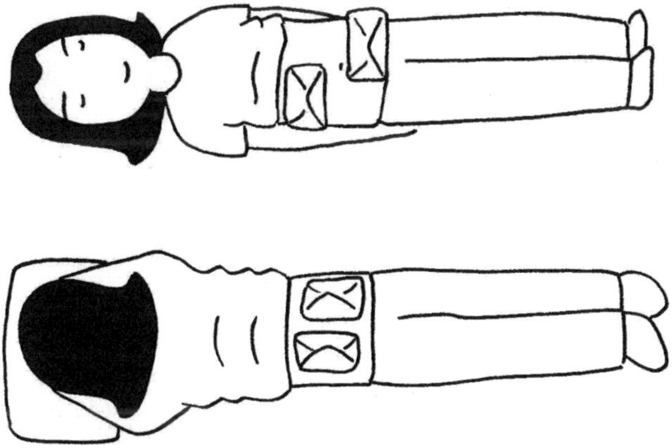

可重複使用的「濕熱袋」

外面經常可見「濕熱袋」或「糙米暖暖包」在店頭販賣，自己做不但可以反覆使用，也非常方便。只要用棉布做袋子，在裡面裝入米糠、米或是鹽巴，再用微波爐加熱就能使用。使用方法非常簡單，將製作好的濕熱袋用微波爐加熱二到三分鐘，跟蒟蒻濕布一樣放在腹部就行。

蒟蒻濕布或是濕熱袋的熱度是飽含濕氣的「濕熱」，這種濕熱可以滲透到身體深層部位，一邊溫潤身體一邊溫熱身體。寒症嚴重時，不只溫熱腹部，還要換成趴睡姿，一併溫熱薦椎，效果更好。

相對於「濕熱」，暖爐或是電子毛毯等是會使身體乾燥的「乾熱」，不適合體質容易乾燥的人。尤其若開著電毯睡覺，「乾熱」會消耗體內的水分與血，我常在診間看到有患者因為乾燥，使得皮膚問題與虛寒症更加嚴重。

濕熱袋的溫熱度只會持續二十到三十分鐘，然後就逐漸冷卻，所以就算直接睡著，也不需擔心會燙傷。因此，建議睡前將濕熱袋放在腹部。因為體寒而難以入眠的人，這樣做應該會很好睡。

〈濕熱袋的製作方法〉

❶準備一塊大小適合的布，如下圖般將它縫合成袋狀並留下一個寬口來裝糙米。

如果要自己做，可選擇與米糠顏色及花樣相近的布料，如果是黃色或是粉紅色等暖色系，用起來應該會更愉快。只不過，使用時要用微波爐加熱，所以布料的材質以棉或麻為佳。千萬不要使用易燃的化學纖維或是含有金屬材質的布料，選擇布料時要注意。

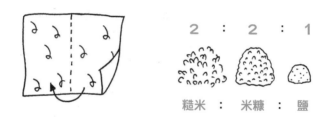

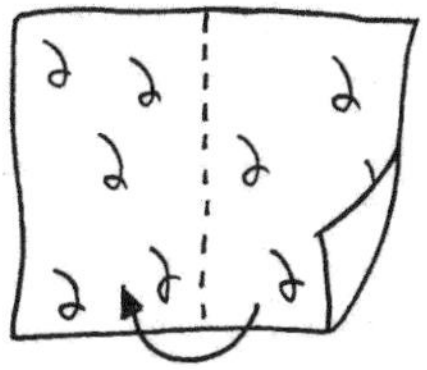

❷在縫好的袋子裡裝入糙米與鹽，留意不要使糙米與鹽漏出，慢慢小心地縫合袋口即完成。

內容物的基本比例，**糙米：米糠：鹽**，比例為2：2：1，填充前請充分混合。

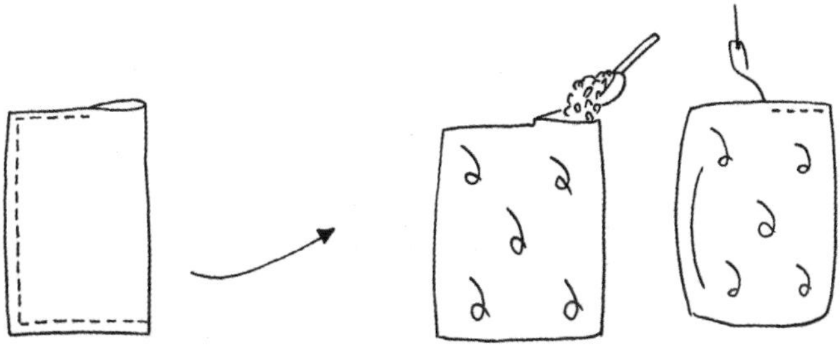

應用篇

放入乾燥香草與豆子

如果討厭米糠味道，可以改用薰衣草或是洋甘菊等乾燥香草。日式的香草則有艾草跟枇杷葉可以選擇，將它們切碎放入濕熱袋中即可。尤其艾草正是艾灸的工具——艾絨的材料，具有溫暖身體的作用，我非常推薦。

前面介紹的濕熱袋，還有一個更簡單的做法：將大豆、紅豆、黑豆等豆類裝入袋子中。也可以用那些家中已經存放了很久的豆子。如果做出來的濕熱袋很小，大約是一個手掌大，則只要放入微波爐加熱一兩分鐘即可。

如果症狀伴隨腹痛，請使用按摩油來按摩

如果有皮膚乾燥、生理痛、腹痛等腹部症狀時，使用按摩油來按摩比較有效。如果只有腹部疼痛，只要使用一茶匙的按摩油就夠了。按摩時請以順時針的方式按摩。

如果有時間，可用油按摩整個腿部，比較能輕鬆消解原本身體的虛寒。

〈按摩油的製作方法〉

將「太白胡麻油」入鍋中加熱到超過100度。待油冷卻再裝入瓶子裡即可。所謂的太白胡麻油是，芝麻不經過炒製，直接以低溫壓榨的方式榨取所得的芝麻油，特徵是無味無臭。將食用的白芝麻油加熱後，可當做按摩油使用，這是印度阿育吠陀醫學的傳統做法。按摩時雖然也可以使用外面販賣的美容油、按摩油，但是這類油多數會添加各種添加物，因此選擇時最好還是以有機為佳。

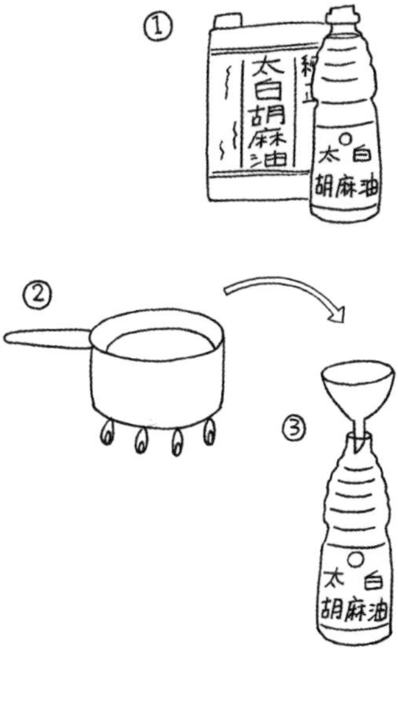

雙手療法

其實，最簡單的腹部自我照護法是雙手療法。

「痛痛，呼呼就好！」這個雙手萬能的做法是世界共通的好方法，幾乎每個孩子童年時都曾有類似的經驗。即使現在長大成人了，在疼痛或是不適時仍舊會自然而然地將雙手放在不舒服的地方。這是因為從雙手發出的「氣」能緩和疼痛。

當然，放上雙手，不只有對肉體，對心理也有療癒效果。有時，當我們用雙手為人治療，會突然間發現患者正淚流滿面。幫自己治療時，請把雙手放在心下（劍突）與丹田（肚臍下方）處，然後慢慢地做腹式呼吸。

等習慣了之後，再把手掌放在腹診時感覺不適之處，此時，經常會感到刺刺或是冷冷的感覺。如果遇到這樣的狀況，請讓雙手手掌停留在那個地方久一些。

每天做完腹診後，做做雙手療法也是很好的。

專欄❸ 漢方醫學的流派

你知道嗎？漢方醫學也有分流派。
日本漢方醫學的流派，大略分為以下三個：

●古方派
●後世方派
●折衷派（將前兩者合而為一的流派）

這裡的「古」是指中國的漢朝，而「後世」則是指比漢朝更之後的年代（元朝開始）。這些說法只在日本才有，實際上是後世方派的醫學率先在日本廣為流傳，然後才是古方派。

所謂的後世方派是指，日本室町時代，田代三喜學習中國的李朱醫學，並四處行醫救人。之後，曲直瀨道向田代三喜學習李朱醫學，且將李朱醫學以淺顯易懂的方式推廣給全日本的人們。因為這樣的功績，兩人被後世人稱為日本的醫聖。道三流是以陰陽五行理論為基礎，調配出適合每個人的藥方，堪稱客製化藥方。然而，想要學習道三流的作法需要認真讀書並修行才能做到。

日本醫聖之後，到江戶時代中期時，儒學家伊藤仁齋掀起重視古方的復古主義風潮。醫學界中，名古屋玄醫也倡導復古學說，呼籲大家要把比李朱醫學更早期的《傷寒雜病論》恢復地位。由於這樣的復古主義，醫學界此時有機會一躍而上的是吉益東洞。由於使用的醫書只有《傷寒雜病論》，其理論要比後世方派來得簡單。可以說，《傷寒雜病論》之所以大流行的原因就在此。

自此之後，為了區別這兩個派別，日本的人們便將《傷寒雜病論》體系的醫學稱之為「古方」，而李朱醫學系統的醫學稱之為「後世方」。之後，有人將古方與後世方兩者的長處加以採行所成立的學派就稱為「折衷派」。和田東郭、淺田宗伯就是折衷派的代表性人物。

附錄

以體質診斷來治療的漢方「一貫堂醫學」

什麼是一貫堂醫學

至此的本文部分，各位讀者讀得如何呢？

接下來，我要向各位介紹一種現今已經不太使用的思考方式，雖然已經不太使用，但是，為了讓各位更理解包含腹診在內的漢方醫學有趣之處，我要介紹日本的「一貫堂醫學」。

雖然前面我介紹了漢方藥，但一貫堂醫學的開藥邏輯與漢方醫學是不同的，接著，請各位一起來找出其中的不同之處。

- **古代的希波克拉底醫學……**血液、黏液、黃膽汁、黑膽汁的四體液學說。
- **印度的阿育吠陀醫學……**運用了三督夏理論，將人分類成土Kapha、火Pitta、氣Vata三種。
- **韓國的四象醫學……**人分為太陽人、太陰人、少陽人、少陰人四種體質。

以上三種醫學體系各自的起源地與時代都有極大的差異，然而，實際上卻有共通點。那就是三者皆是以體質分類人體的醫學。這麼說來，日本也有同樣的醫學，那就是一貫堂醫學。

創始者森道伯醫師

森道伯醫師（一八六七年～一九三一年）是一貫堂醫學的創始人，他誕生於幕府末年，在漢方醫學界活躍了日本三個時代：明治、大正、昭和。他年幼時原本與母親一同在江戶專做玳瑁工藝維生，某次得到一個跟隨產科名醫學習的機會，因而學習了三年的醫學。

之後，他繼續跟隨清水良齊學習醫術，直到某日清水良齊出門旅遊不再回來後，三十五歲的他就繼承衣缽，代師行醫。

漸漸地，有許多人因為仰慕他卓越的醫術，紛紛前來拜師。他的門人跨各種領域，有醫師、藥劑師、針灸師等等。門人之中，有許多位引領日後昭和時代漢方醫學界的佼佼者，如矢數格、矢數道明、石野信安、小椋道益、竹山普一郎、西澤道充等人。

另外，森道伯也致力於社會運動，他與許多同志們因為擔憂當時人心消極頹廢，共同創立了「日本佛教同志會」，進行社會救濟運動，並在自己出版的雜誌上附上了免費診療券提供給貧困的人們使用（以上軼事摘自《漢方一貫堂醫學》，矢數格著）。

特色就在於三大證與五處方

一貫堂醫學的特色就在於，它將體質分為三類的「三大證分類」，與伴隨體質而來的「五處方的運用」。一貫堂醫學的優點在於，不單只治療現在的疾病，還能預測未來即將罹患的疾病，以「養生」的方式來預防。

〈三大證〉

將人的體質分成以下三種。

● **臟毒證體質**……老廢物質容易蓄積在體內臟器內的體質

- **瘀血證體質**……容易因瘀血而產生疾病的體質
- **解毒證體質**……需要試圖解毒的體質

〈五處方〉

應對三大證所使用的漢方藥共有五種（只有解毒證體質依年代不同分了三個處方，因此總計有五種處方）。

- **臟毒證體質**……防風通聖散
- **瘀血證體質**……通導散
- **解毒證體質**……幼年時期是柴胡清肝湯／青年時期是荊芥連翹湯／壯年時期是龍膽瀉肝湯

關於五處方，森道伯醫師曾留下這樣的軼事。

據說某天，森醫師見了某位少女後這麼說道：「這孩子將來會得結核病，請現在就煮柴胡清肝湯給她喝。」

然而，少女的父母沒有把森醫師的話放在心上，最後，少女果然因結核病死去。據說少女的妹妹也同樣死於結核病。這個時候，少女的父母終於想起了森醫師當初的交代，於是給第三個女兒喝了柴胡清肝湯，所幸後來她沒有罹患結核病，健康地長大成人。

總的來說，五處方可以說是「改善體質」的處方。據說，服用了這些處方，就不太會罹患各種疾病（感冒或是感染證等急性病除外）。另外，就算出現症狀，只要知道符合體質的處方，就能馬上應對，也能預防疾病惡化。

接下來，介紹所謂的三大證。

臟毒證的性質

〈性質〉

臟毒證體質（防風通聖散）。

所謂的臟毒是對體內毒素的稱呼，而臟毒證體質就是四種毒——風毒、食毒、梅毒（血毒）、水毒長期在體內蓄積而容易引起疾病的體質。

這種體質的人有以下特徵：

- 肚臍周圍是膨脹的狀態（董事長的游泳圈）
- 皮膚顏色多是黃白色
- 幼年到青年期不太生病，是健康寶寶
- 青年期或是壯年期容易罹患熱性疾病（發炎、發熱等）
- 壯年期之後，容易得到動脈硬化、腦溢血、神經痛、腎臟疾病、糖尿病、痔瘡等疾病
- 容易氣喘

〈處方〉

腹部突出、胖胖的人，也就是擁有新陳代謝症候群的人，多屬於臟毒證體質。對於這種體質的人，最有效的處方是防風通聖散，現在被日本人拿來做為「消除內臟脂肪」（藉由調整腸胃功能，來抑制因過食或是暴飲暴食所造成的脂肪堆積）的處方販賣。

瘀血證的性質

〈性質〉

瘀血證體質（通導散證）。所謂的瘀血是指，氣血水之中，血流阻滯的狀態。原本血液應該要順暢流動，卻因某種原因而難以流動，這種狀態下的血液，就是「瘀血」。

瘀血證體質的人的特徵如下：

- 肥胖且臉部潮紅，也就是所謂的赤鬼型。
- 指甲及嘴唇偏紅黑色
- 頭痛、頭重、頭暈、臉部潮紅、耳鳴、肩頸僵硬、心悸、腦溢血、身體某邊麻痺、動脈硬化、肝病、痔瘡、神經性疾病、泌尿生殖器系統疾病、闌尾炎、心臟病、腰痛等症狀

〈處方〉

一貫堂醫學改善瘀血證的處方是「通導散」。關於瘀血，我在前面第3章介紹過。通導散屬於後世方，也是去除瘀血作用很強的漢方藥。

通導散原本是用來處理因挫傷、跌打損傷造成的疼痛、腫痛，效果極佳，也是古時候治療遭受鞭刑、杖責百下之刑而瀕死之人的處方。後來拿來治療因瘀血而發生的循環系統疾病或是婦科疾病。

中國明朝名醫龔廷賢代表著作《萬病回春》（在江戶時代初期流傳至日本）中有以下的記述。

「……治跌扑傷損極重，大小便不通，乃瘀血不散、肚腹膨脹、上攻心腹、悶亂至死者，先服此藥打下死血、瘀血，然後方可服補損藥。……」（摘自《萬病回春．折傷門》通導散方）

也就是說，因為嚴重的跌打損傷或是外傷而造成的瘀血，會導致人無法大小便，死血（血栓等瘀血的最終產物）上逆時，可能致死。此時，只要服用通導散，讓大小便通暢，人體就能快速排出瘀血。通導散就是具有這樣的作用。

何謂「有形的塊狀物」與「無形的塊狀物」

以《傷寒論》為主的古方中，同樣廣為人知的化瘀血藥是「抵當湯」。通導散與抵當湯的差別，在《漢方一貫堂醫學》這本書中是這樣記述的：

- **血中有有形的塊狀物時→抵當湯**
- **血中有無形的塊狀物時→通導散**

關於「有形的塊狀物」，一般認為是指在腹診時，能確認為瘀血壓痛點的部分。這常在婦科疾病可以遇到。

抵當湯是以水蛭、虻蟲等動物生藥入藥的強力化瘀血藥，現在日本已經不太使用。取而代之的是桂枝茯苓丸與桃核承氣湯。

相對來說，所謂「無形的塊狀物」是指，身體所有的血液都有問題，也就是因為生活習慣病等所帶來的瘀血。有時候，單靠腹診無法確認出確切的壓痛點。循環器官疾病以及因為循環器官疾病所伴隨而來的肩頸僵硬與頭痛時，都可使用通導散。除了通導散，還有名為冠心二號方的處方也屬於這一類。

解毒證的性質

〈性質〉

三大證之中，只有解毒證體質是依照不同年齡層而有不同處方。

- **幼年時期是柴胡清肝湯**
- **青年時期是荊芥連翹湯**
- **壯年時期是龍膽瀉肝湯**

在一貫堂醫學中，解毒證體質的特徵是容易罹患結核性疾病者的體質。然而，現在已經很少人會罹患結核性疾病，倒是有不少人正為異位性皮膚炎、慢性鼻竇炎、神經衰弱、中耳炎等，與過敏性疾病或是自律神經相關的疾病所困擾。

〈處方〉

柴胡清肝湯對於體質虛弱的孩子非常有效。體質虛弱的孩子有以下特徵：

●臉色蒼白或是有點黑
●容易感冒
●支氣管炎
●常常扁桃腺發炎
●容易罹患中耳炎

荊芥連翹湯對於以下族群很有效果。年輕男性身材削瘦、皮膚稍黑者，約有八成是解毒證體質。特徵如下：

●膚色偏黑到很黑
●給人神經質、憂鬱的印象
●身材削瘦偏高、有肌肉
●手心腳心容易流出有油脂的汗
●解毒證體質更強烈的人，皮膚上能看到銀色的光澤接著，壯年期的解毒證體質的藥方是龍膽瀉肝湯。主要是婦人病（帶下：白帶）與泌尿生殖系統疾病（陰部濕疹、泌尿道發炎）等下焦（從胃往下的身體部位）的疾病，常能用道龍膽瀉肝湯。對於膚色偏黑、實證者使用，更有效果。

〈注意〉

然而，即使同樣都是龍膽瀉肝湯，因為製藥廠商的不同，在一貫堂醫學所使用的處方與《萬病回春》裡所看到的處方（原方）內容是不同的，因此要分開使用。一貫堂的處方適用範圍較廣，能有效改善容易出現上述症狀者的體質。

後記

當我出版第一本書《簡單漢方書 舌診入門——只要看看舌頭、動動舌頭、靠飲食就能找回健康》之後，我開始希望能讓讀者活用漢方醫學的診斷來照顧自己，也就是養生，基於這個想法，才有了這一本新書。

我在書裡從各個角度寫了關於腹診的種種，各位讀完感覺如何呢？如果這本書可以成為各位的自我照護指南，並且能在成就各位的幸福人生幫上一點忙，就是我的榮幸。

我們每一個人活著的每一個瞬間，真的非常地短暫。而這每一個瞬間就有超過一百萬兆個腸內細菌以及其他生命體與我們共同生存著。

這本書當然也同樣受到很多人的支持才得以出版。

本書出版前的連載是由阿久津若菜小姐與我密切合作才得以完成，謝謝她的支持。每次開會都猶如一場小聚會，現在那些聚會都成了美好回憶。

另外，接著《舌診入門》這本書之後，繼續幫我編輯本書的下村敦夫先生，以及幫忙畫書中所有可愛又正確插畫的伊東昌美小姐、負責監修歷史部分的西卷明彥先生，真的非常感謝你們。

恩師寺師睦宗醫師原本約定好要第一個看這本書，卻等不及書出版就蒙主寵召，頗為遺憾。承蒙恩師手把手的耐心教導，讓我學會了腹診，不只是漢方醫學，他也教導了我關於人生的方方面面，我感恩在心。

恩師規定，只要是他的弟子都起碼要有一本著作問世，然而能夠這麼樂在其中地完成作業，或許人生中首次的體驗。

最後，我要再次感謝各位的大力協助，讓這本書能順利地成功出版，並在此將此書獻給在天之靈的恩師寺師睦宗醫師。

平地治美

日常用

Q8 就前面七個問題中有打勾的項目，詳細記錄下來是位於底下這張圖的哪些部位。請在吻合的地方用○或×做記號。

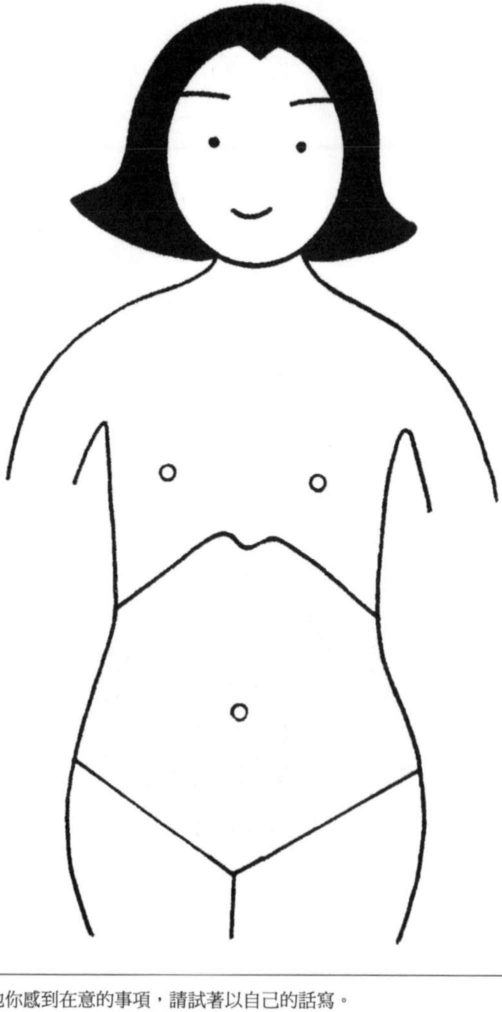

〔備註欄〕請寫入其他你感到在意的事項，請試著以自己的話寫。

腹診檢查表

____年____月____日

記錄下腹診結果，能更容易掌握自己身體的狀態。另外，去中藥行或藥局購買漢方藥時，以及服用漢方藥後，這張表都能幫上忙。如果有任何感到在意的症狀，都請試著記錄下來（本表格可以將任何你有感覺的項目複選記下）。

（確認項目）

Q1 觸摸腹部時的感覺如何？

☐溫暖　☐冰冷
☐偏硬　☐柔軟

Q2 有沒有跳動感？

☐有　☐沒有

Q3 皮膚的狀態如何？

☐光滑　☐有顆粒感　☐乾燥
☐滋潤　☐黏答答

Q4 皮膚的色澤

☐青（看得到微血管）　☐紅　☐黃
☐白　☐黑

Q5 用手按壓腹部是否感覺疼痛或是有腫塊？

☐沒什麼特別感覺　☐有疼痛感　☐癢感　☐有腫塊

Q6 觸摸時的感覺

☐摸起來不舒服　☐摸起來很舒服

Q7 腹部底下有這些狀況嗎？

☐只有一部分長毛
☐有凹陷
☐有突起

看診或是買藥時使用

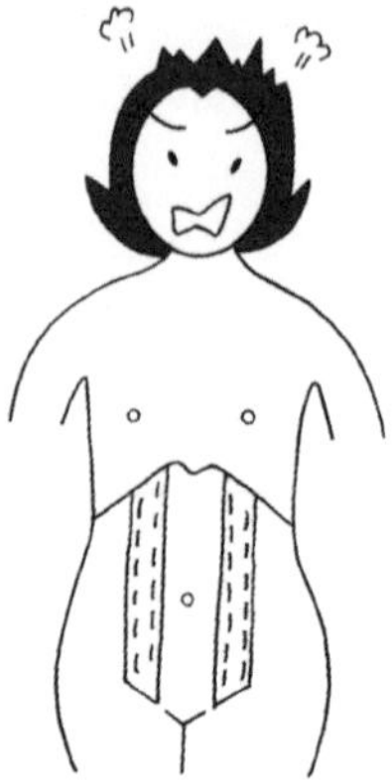

腹證3 腹皮拘急

□腹直肌（腹部前側肌肉）有突起、硬硬的

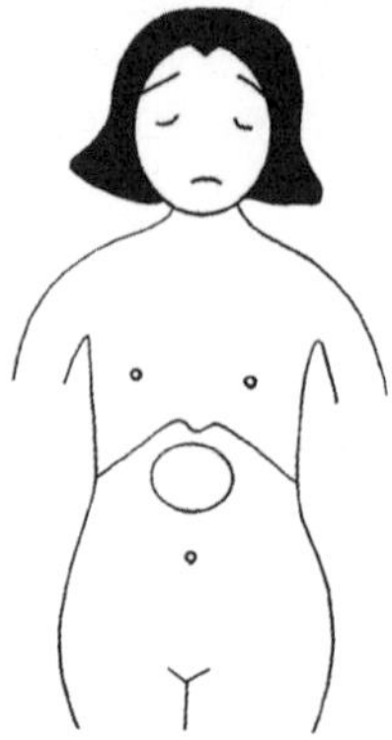

腹證4 心下痞、心下痞硬

肋骨劍突下方周圍（心下），大約是胃部的位置，
□有淤積感
□有淤積感，而且按壓時感覺硬硬的

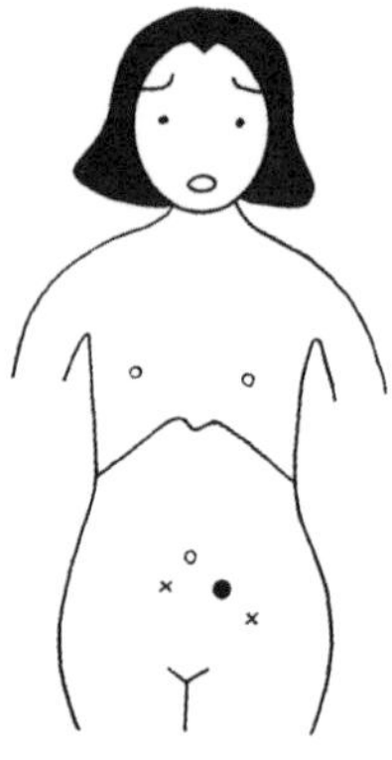

腹證7 瘀血

壓痛點位於
□肚臍左下側
□肚臍右下側

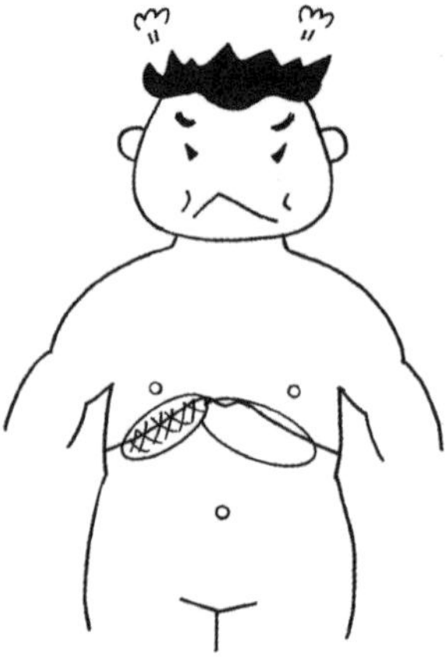

腹證8 胸脇苦滿

季肋（最下一根肋骨）邊緣，有……
□壓迫感或是奇怪的感覺
□脹滿感或是腫脹感，按壓會有抵抗感或是疼痛

〔備註欄〕請寫入其他你感到在意的事項，請試著以自己的話寫。

腹診檢查表

____年____月____日

平常幫自己腹診時，可能會有特別在意的症狀。拿著這張表去看中醫或是到中藥房或藥局買藥時，請再度確認這張表格，如果有近似的症狀，請詳細寫在表格裡。去中醫院看診時，這張表單上的資料將有助醫生參考。

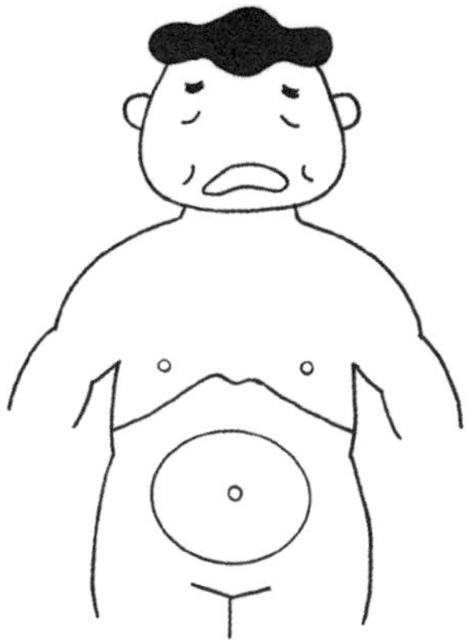

腹證1 實滿（太鼓腹）
虛滿（青蛙腹）

□以肚臍為中心，腹部堅硬並突起
□軟趴趴地沒什麼抵抗感，腹部整個是膨脹狀態

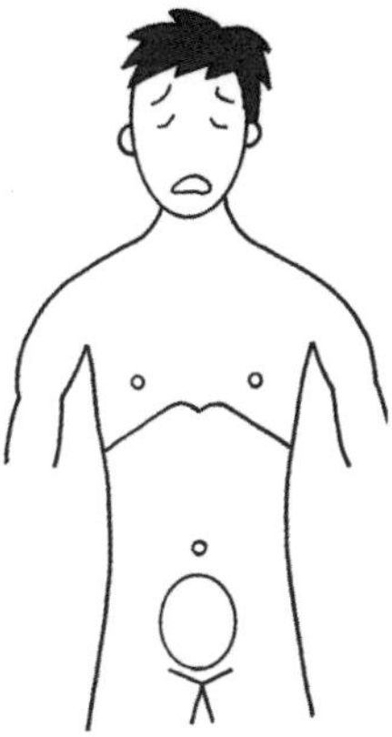

腹證2 小腹不仁
小腹拘急

肚臍下，丹田周圍
□沒有抵抗感，按壓有軟軟的感覺
□硬硬的，有鼓起感

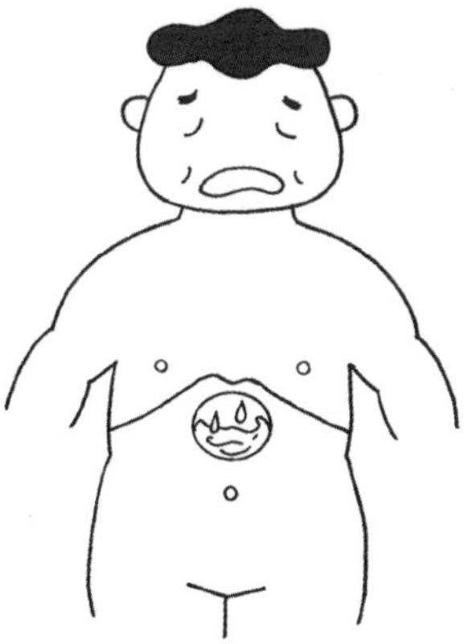

腹證5 胃內停水

□肋骨劍突下方周圍（心下），用手指輕拍，有砰砰的聲音
□頭暈、想吐、流鼻水、水腫、有齒痕舌（舌頭周圍有齒痕）等症狀，腹部腫脹

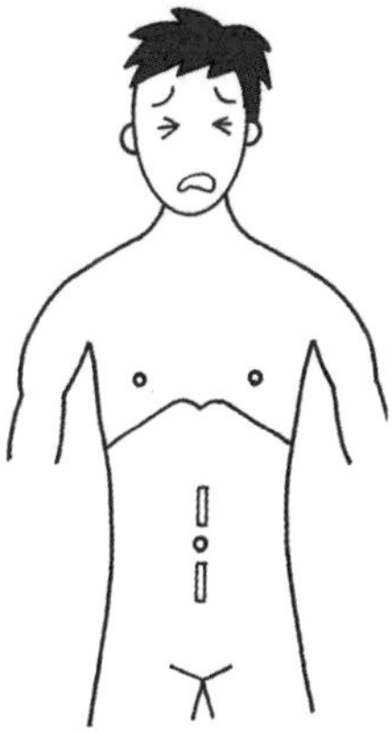

腹證6 正中芯

□腹部無力
□從肋骨劍突到肚臍下方的部位，用手指觸摸，感覺像是有一支鉛筆的凸起狀

Note

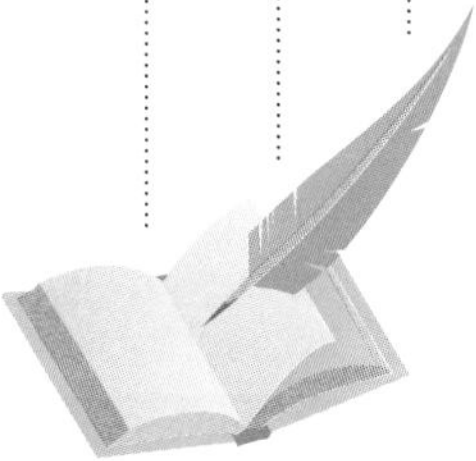

國家圖書館出版品預行編目(CIP)資料

精準對症腹診入門：經絡穴位.壓痛點.漢方藥,摸摸肚子查百病 / 平地治美著；簡毓棻譯.
-- 初版. -- 新北市：世茂, 2020.05
面；　公分. -- (生活健康；B479)

ISBN 978-986-5408-21-3（平裝）

1.穴位療法 2.指壓 3.腹部

413.915　　109003226

生活健康B479

精準對症腹診入門：經絡穴位・壓痛點・漢方藥，摸摸肚子查百病

作　　者 / 平地治美
譯　　者 / 簡毓棻
主　　編 / 楊鈺儀
責任編輯 / 李芸
封面設計 / 季曉彤
出 版 者 / 世茂出版有限公司
地　　址 / (231)新北市新店區民生路19號5樓
電　　話 / (02)2218-3277
傳　　真 / (02)2218-3239（訂書專線）、(02)2218-7539
劃撥帳號 / 19911841
戶　　名 / 世茂出版有限公司
單次郵購總金額未滿500元（含），請加50元掛號費
世茂網站 / www.coolbooks.com.tw
排版製版 / 辰皓國際出版製作有限公司
印　　刷 / 傳興彩色印刷有限公司
初版一刷 / 2020年5月

I S B N / 978-986-5408-21-3
定　　價 / 320元